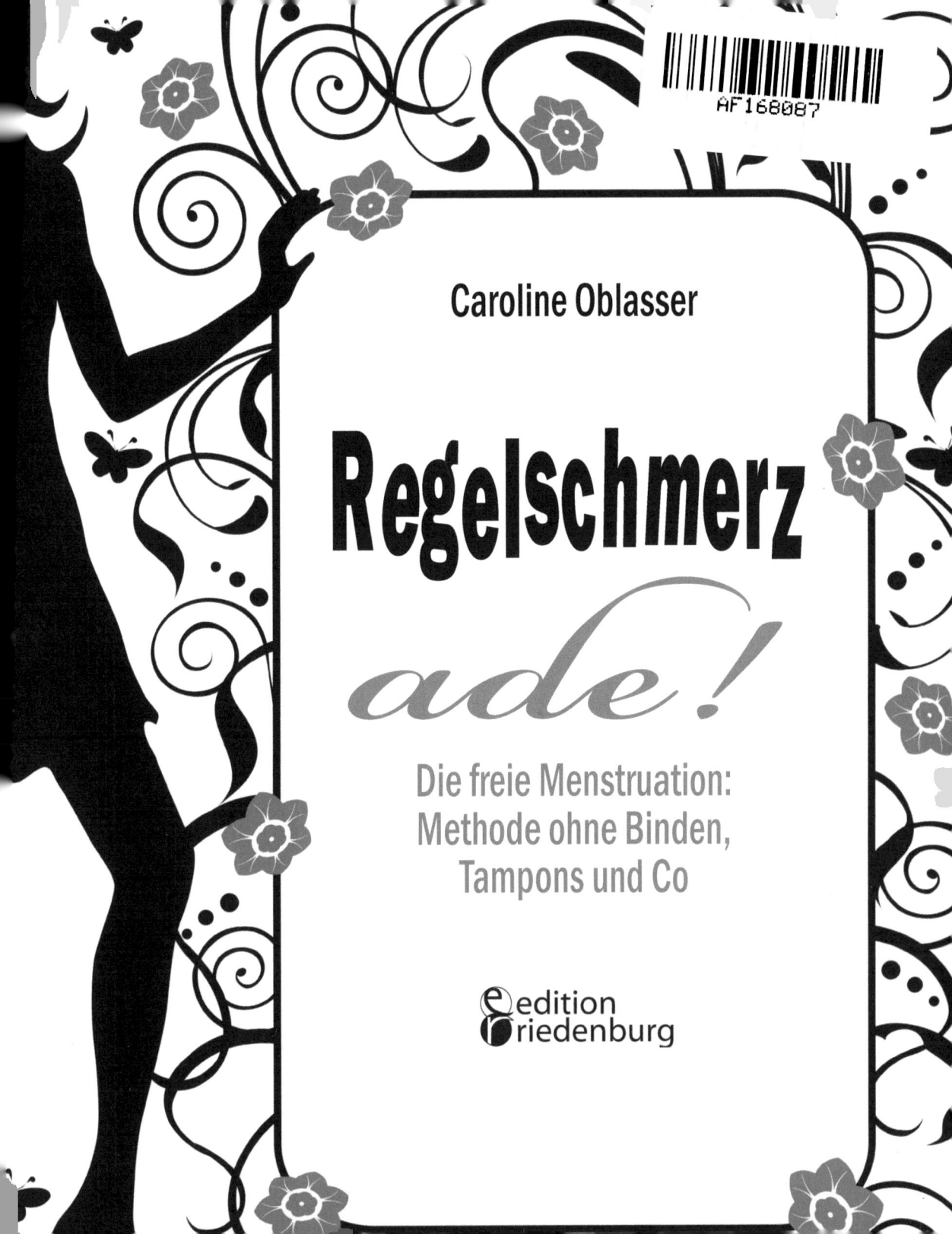

Caroline Oblasser

Regelschmerz
ade!

Die freie Menstruation:
Methode ohne Binden,
Tampons und Co

**edition
riedenburg**

Bibliografische Information der Deutschen Nationalbibliothek
Die Deutsche Nationalbibliothek verzeichnet diese Publikation in der
Deutschen Nationalbibliografie; detaillierte bibliografische Daten sind im
Internet über http://dnb.d-nb.de abrufbar.

Besonderer Hinweis

2. Auflage   Januar 2015
© 2011–2015   edition riedenburg
Verlagsanschrift   Anton-Hochmuth-Straße 8, 5020 Salzburg, Österreich
Internet   www.editionriedenburg.at
E-Mail   verlag@editionriedenburg.at

Fachlektorat   Anna Rockel-Loenhoff, Unna
Lektorat   Dr. phil. Heike Wolter, Regensburg

Satz und Layout   edition riedenburg
Fotonachweis   Mädchen mit Hund + Illus © Vanessa – Fotolia.com
Herstellung   Books on Demand GmbH, Norderstedt

ISBN 978-3-902647-45-0

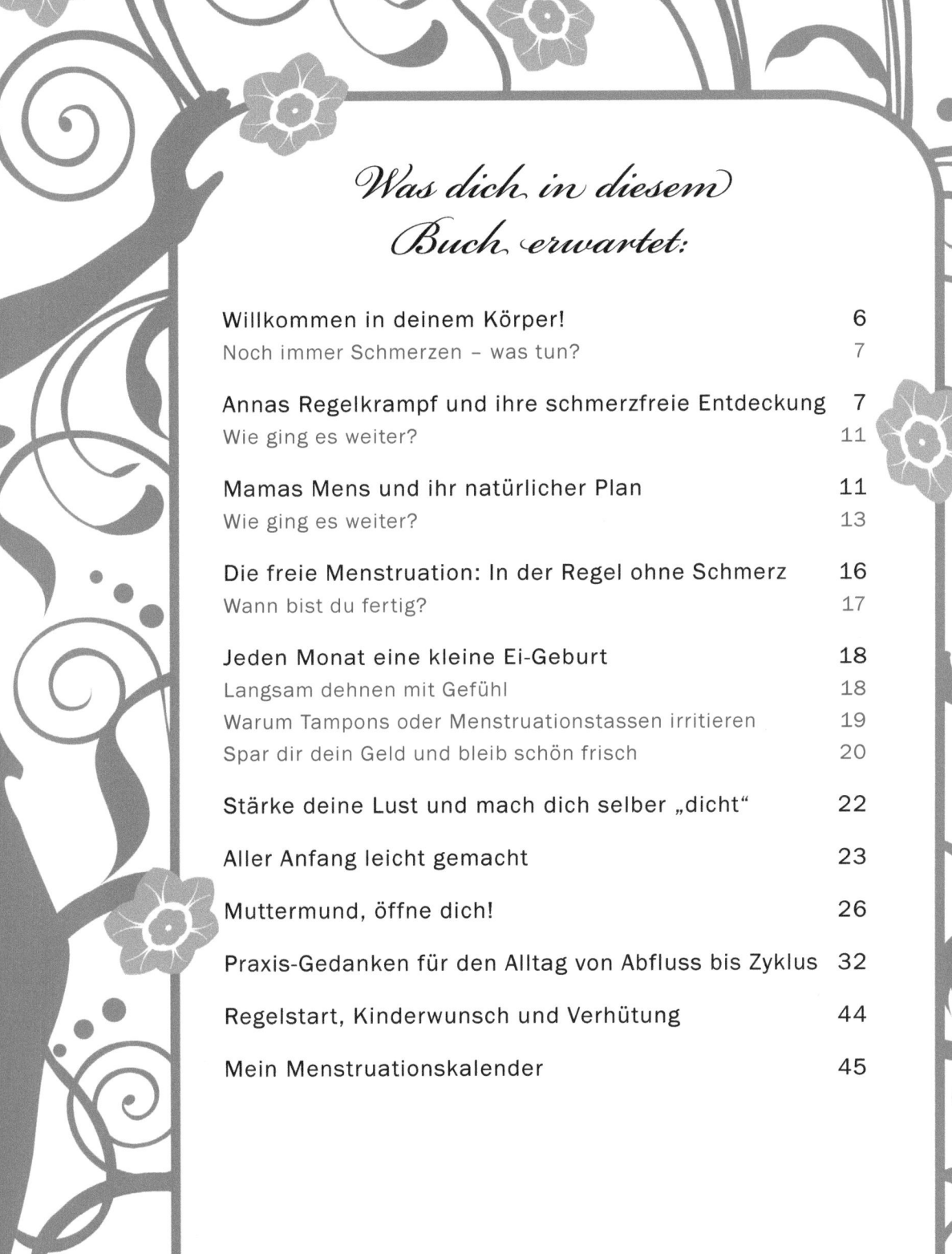

Was dich in diesem Buch erwartet:

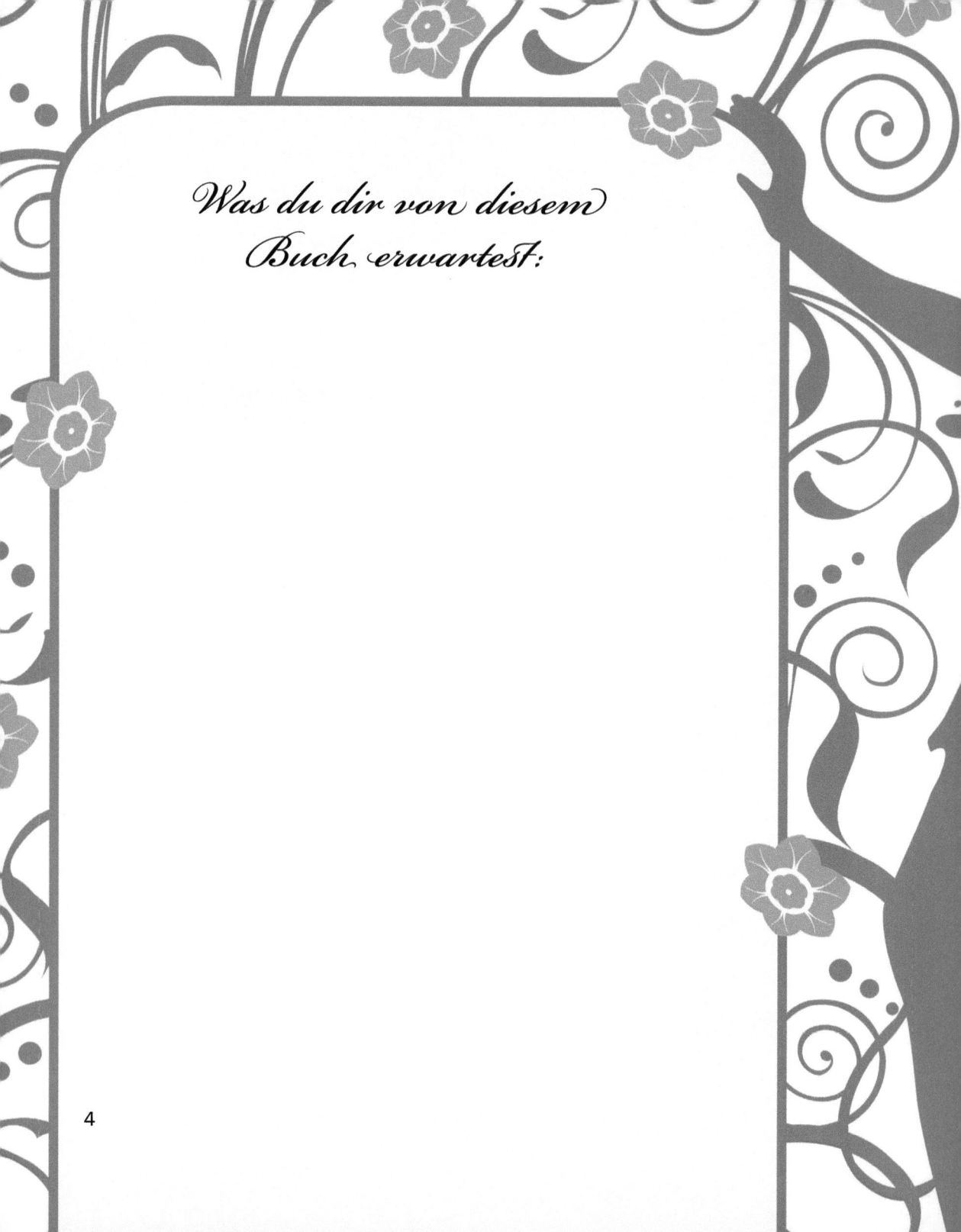

Was du dir von diesem
Buch erwartest:

4

Willkommen in deinem Körper!

Du hast dir dieses Buch gekauft oder es geschenkt bekommen. Warum eigentlich? Hast du vielleicht starke Regelschmerzen? Oder geht dir die bisher verwendete Monatshygiene auf den Wecker – weil nichts so recht funktioniert, die Methoden viel Geld kosten oder diverse Einschränkungen mit sich bringen?

Ich möchte dich dazu einladen, deinen Frauenkörper neu zu entdecken. Leg deine inneren Hemmungen ab und entscheide dich für ein körperliches Abenteuer. Ein Abenteuer wird es für dich sein, deine Menstruationsflüssigkeit gezielt und natürlich abzulassen und keine gekauften Produkte zum Aufsaugen oder Auffangen mehr verwenden zu müssen.

Du denkst, diese neue Methode sei viel komplizierter, als sich mit Tampons auszustopfen, Binden zu wechseln oder Menstruationsbecher zu entleeren? Dann lass dich überraschen und entscheide selber, ob du schon bald auf Entdeckungsreise ins Innere deines Körpers gehen möchtest.

Für alle Mädchen und Frauen mit Regelschmerzen sei gesagt: Ich selber litt viele Jahre unter so starken Krämpfen an den ersten Tagen meiner Periode, dass ich kaum außer Haus gehen konnte und sogar hoch dosierte Schmerzmittel keine wirkliche Linderung brachten. Erst die Hausgeburt meiner zweiten Tochter hat mich zur freien Menstruation gebracht: Ich erkannte, dass meine sogenannten „Regelschmerzen" in Wirklichkeit eine monatliche „Ei-Geburt" waren, die ich nahezu schmerzlos steuern und bewusst zulassen konnte.

Nach über einem Jahr des Praktikums „freie Menstruation" habe ich nun dieses Buch geschrieben und hoffe, dass es anderen Frauen Erleichterung und Anregungen bringen wird. Und zwar

- im Hinblick auf die möglicherweise bestehenden Regelschmerzen,

- in Bezug auf die Bewusstmachung der körperlichen Fähigkeiten

- sowie den (fast) vollständigen Verzicht auf kommerzielle Menstruationsprodukte.

Dieses Buch ist für junge Mädchen, die besonders neugierig darauf sind, was ihr Frauenkörper jetzt und später zu leisten im Stande ist, genauso geeignet wie für (mehrfache) Mütter. Immerhin „trainiert" die Gebärmutter monatlich ihre Muskulatur, um bei Bedarf geburtsfördernde Wehen erzeugen und ein Kind auf die Welt bringen zu können. Wenn das kein Wunder ist – was dann?

NOCH IMMER SCHMERZEN – WAS TUN?

Sollten deine Regelschmerzen trotz der im Buch beschriebenen Linderungsmethoden unvermindert stark und störend weiter andauern, zögere bitte nicht, eine Hebamme, eine(n) Ärztin / Arzt deines Vertrauens oder eine(n) anderweitige(n) Therapeutin / Therapeuten zu befragen. Beschreibe der Fachfrau / dem Fachmann genau die Qualität des Schmerzes und den Zeitpunkt oder Zeitraum, in dem er im Zyklus auftritt. Eine Fachärztin / ein Facharzt kann, wenn sie / er über ausreichend Erfahrung verfügt, auch feststellen, ob du eventuell unter einer Erkrankung namens „Endometriose" leidest und deshalb so ungewöhnlich starke Regelbeschwerden hast.

Nun aber zurück zu deinem Körperabenteuer. Und den Geschichten von Anna, Eva und Mama...

Annas Regelkrampf und ihre schmerzfreie Entdeckung

Anna ist 18, hat schon den Führerschein und macht bald ihr Abitur. Sie ist schlau und weiß ganz genau, wie das mit ihrer Menstruation funktioniert. Das ganze Wissen hilft ihr aber kaum, denn schon Tage vor ihrer Regel ist sie schlecht drauf und denkt daran, dass sie bald wieder in Bananenform zusammengekrümmt auf dem Sofa liegen wird: die Wärmeflasche auf dem Bauch, die Wollsocken an den Füßen und die Kuscheldecke oben drüber. „Warum kann meine Chicca so leicht ihre Tage haben und ich nicht?", fragt sich Anna und streichelt ihre Pudelhündin. Doch Chicca zieht den Kopf zurück, denn sie ist gerade läufig und möchte sich vom ausfließenden Schleim und Blut sauberschlecken.

Und dann, zum Glück an einem schulfreien Samstag, ist der erste Tag der Tage gekommen. Mit heftigem Grummeln im Unterleib macht sich bei Anna der Umbruch bemerkbar, noch bevor sie der erste Krampf zur Strecke bringt. Alles Teetrinken, Entspannen und Gute-Laune-Haben nützt nichts, denn Anna weiß: Lustig war gestern. Wenn Annas Regel kommt, kommt sie stark und heftig, und obwohl Anna mit Tampons versucht, das Blut aufzusaugen, sickert manchmal etwas durch und geht dann voll und peinlich in die Hose. Vor allem nachts ist das unangenehm, weil auch das Bett voll Blut sein kann – was aber immer noch besser ist, als vor lauter Regelbeschwerden nicht schlafen zu können.

Anna hasst ihre Regel. Noch viel mehr aber hasst sie Binden. „Ich bin doch keine alte Frau, die ihren Harn nicht mehr halten kann und deshalb mit Windeln oder dicken Einlagen herumlaufen muss", denkt sie sich. „Und dann der Geruch: Wie das muffelt in der Hose! Schwitzen tu ich mit diesen Dingern, und in meiner engen Jeans drückt sich der Bindenrand außerdem total hässlich durch."

Anna benutzt deshalb Tampons. Aber sie hat schon seit längerem bemerkt, dass Tampons ihre Scheide unangenehm austrocknen und die Schmerzen eher noch verstärken. Auch ist ihr das Gefühl, einen Fremdkörper an ihren Tagen einzuführen, nicht wirklich angenehm. Dennoch hat sie sich damals sehr rasch gegen Binden entschieden. Ein junges Mädchen mit einer ausgestopften Unterhose? Das passt nicht in Annas Welt, und viele ihrer Freundinnen tragen ebenfalls schon lange keine Binden mehr, sondern unauffällige Tampons. Einige benutzen kleine Stielbecher aus weichem Kunststoff, mit denen sie das Regelblut innerlich auffangen. Man nennt ein solches Teil „Menstruationsbecher" oder „Menstruationstasse". Aber Anna möchte, wenn sie unterwegs ist, nicht erst umständlich eine Toilette suchen, wo sie ihre Menstruationstasse entnehmen, entleeren und saubermachen muss, und nachher das ganze Blut an den Fingern kleben hat. „Öffentliche Toiletten sind sowieso eklig", denkt sich Anna, „und Blut an den Fingern brauche ich auch nicht unbedingt. Das Hantieren mit den Menstruationsbechern finde ich aufwändig – und wie soll ich überhaupt merken, dass der Becher voll ist? Am Ende läuft er über und ich hab die ganze Kleidung voller Blut."

Obwohl heute die Sonne scheint und sich Annas Freundinnen draußen verabredet haben, ist Anna überhaupt nicht nach Rausgehen zumute. Ihre Regelschmerzen sind mal wieder besonders fies, und nicht einmal die Schmerztablette, die sie vor zwei Stunden eingenommen hat, zeigt die geringste Wirkung. Alles krampft sich zusammen, und zu allem Überfluss bemerkt Anna, wie ihr Tampon übervoll ist und ausgerechnet ihre hellgrüne Lieblingshose feucht wird. „Na bravo, gerade wo ich an so etwas denke, muss es natürlich passieren", murmelt Anna. „Der eklige Fleck in meiner Hose wird hoffentlich wieder rausgehen", hofft sie und schlüpft in ihren ausgeleierten Trainingsanzug. Als sie in die leere Tamponschachtel schaut, ist sie doppelt frustriert. „Wie soll ich jetzt neue Tampons kaufen gehen, wenn ich so stark blute, dass ich sofort auslaufe? Mamas Binden möchte ich eigentlich nicht gern benutzen."

Wütend und traurig pfeffert Anna den mit Klopapier umwickelten Tampon in den kleinen Mülleimer und bleibt auf der Toilette sitzen. Warum ist sie nur eine Frau geworden? Jungs haben dieses und andere Probleme nicht, und Kinder müssen sie später auch nicht kriegen. Wie das mit den Wehen nur mal werden soll, wenn die Regel sie schon fast umbringt?

Während Anna in ein Taschentuch schnieft, merkt sie, wie sie sich innerlich öffnet. Sie fühlt, wie etwas Warmes aus ihr herausrinnt. Erst wenig, und dann ziemlich viel. „Ist das Urin?", fragt sie sich und ist verwirrt, weil sie das fremde Gefühl bislang nicht kennt und ihre Blase doch schon seit einiger Zeit leer ist. Anna genießt es, sitzenzubleiben. Endlich steckt kein voller, schwerer

Wattestab mehr in ihr, endlich ist sie vollkommen frei. Und dann bemerkt sie das Beste überhaupt: Ihre Regelkrämpfe, die sie bislang nur als Schmerzen wahrgenommen hat, sind wie verwandelt! Ähnlich den kleinen Körperwellen einer Raupe hat ihr Unterleib das Regelblut und den Schleim der Gebärmutter abtransportiert. „Das ist ja interessant", überlegt Anna, und ist nun wirklich neugierig, was sie nach dem Aufstehen erwartet. „Gut, dass ich nicht aufs dunkle Gästeklo gegangen bin, denn da fällt alles gleich nach unten ins Wasser und ich könnte jetzt gar nicht sehen, was passiert ist."

Langsam hebt Anna ihren Po ein bisschen in die Höhe und guckt vorsichtig durch ihre Beine hindurch. „Boah!", entfährt es ihr, als sie eine richtig große dunkelrote Pfütze im blütenweißen Toilettenbecken entdeckt. „So viel Blut, das ist ja der Hammer!" Sie drückt noch ein bisschen mit, und es kommt tatsächlich noch ein dünner, zähflüssiger Blutfaden nach. Wie in Zeitlupe schleicht er aus Annas Körper in Richtung Klo, um sich dann mit der bereits vorhandenen Blutpfütze zu vereinen.

Als wenig später nichts mehr kommt, nimmt Anna Toilettenpapier, wischt sich ab und ist erstaunt, wie wenig Blut am Papier kleben bleibt. „Praktisch!", bemerkt sie und überlegt für sich: „Wenn jetzt so viel gekommen ist, wird wohl eine Zeit lang Ruhe sein?" Das hofft sie zumindest, denn sie will es ja bis zum Drogeriemarkt und auch wieder zurück schaffen. Sie legt sich ein paar Blatt Toilettenpapier in ihre Unterhose und zieht sich an. Dann spült sie und ist nochmals ganz erstaunt, wie viel Blut sie in der kurzen Zeit aus sich herausgelassen hat. „Also gut, lieber Körper, probieren wir es mal so! Ob ich nun mit oder ohne Tampon auslaufe, ist doch auch schon egal", murmelt Anna, „und das Toilettenpapier spüre ich im Gegensatz zu Mamas Binden wenigstens kaum."

Aber so ganz traut sie der Sache doch noch nicht. Sie beschließt, erst einmal ein wenig in der Wohnung zu warten – falls sie doch gleich wieder bluten und komplett auslaufen sollte.

Anna ist neugierig und etwas nervös, wie vor einer Prüfung. Was würde geschehen und wie würde sich ihr Körper verhalten? Sie geht in die Küche und schneidet sich einen Apfel auf. Dann setzt sie sich auf den Balkon und liest in ihrem derzeitigen Lieblingsschmöker weiter. Ihre Regelschmerzen sind so weit weg, dass sie gar nicht mehr daran denkt. Angenehmerweise bleibt auch ihre Unterhose trocken, und Anna versinkt anstatt in Regelblut lediglich in der Handlung ihres Romans …

„Hallo, mein Spatz!", ruft ihre Mutter, als sie vom Einkauf nach Hause kommt. Anna schaut verwundert hoch und blickt auf die Uhr: Tatsächlich! Eine Stunde ist seit ihrem letzten Toilettenbesuch bereits vergangen. „Ich hab dir neue Tampons mitgebracht, deine waren doch schon alle", verkündet Mama. „Danke, Mama", murmelt Anna und merkt, dass es wieder an der Zeit zu sein scheint, auf die Toilette zu gehen. Sie huscht mit ihrem Buch ins Badezimmer.

„Dachte ich es mir doch, das klappt also tatsächlich."

Stolz betrachtet Anna das Klopapier in ihrer Unterhose, das sich zwar zusammengedrückt hat, aber fast sauber geblieben ist.

„Mein Muttermund und der Gebärmutterhals sind also wie eine Art Stausee, den ich am Klo ablassen kann – praktisch! Fehlt nur noch ein Generator zur Stromerzeugung."

Anna muss über sich selbst lachen. Sie setzt sich auf den Muschelklodeckel und denkt an den letzten Urlaub am Meer. Herrlich warm war es in Italien, und das Meer so angenehm! Wäre da nur ihre doofe Regel nicht gewesen, die ihr fast drei Tage gestohlen und sie mit Unterleibskrämpfen ganz unglücklich gemacht hatte.

Während Anna so überlegt, streckt und bewegt sie sich etwas und lässt die Gebärmutter-Raupe in sich arbeiten. Wieder rinnt es aus ihr heraus, und Anna kann nun ganz genau sagen, dass es kein Urin, sondern Blut ist, das gerade abfließt. Als Anna das Gefühl hat, ihren Stausee entleert zu haben, zieht sie ihre Raupe nach oben zusammen, wischt sich ab und legt neues Klopapier in ihre Hose. Dann spült sie, wäscht sich die Hände und geht in die Küche.

Nachdenklich schaut Anna ihrer Mama beim Kochen zu und grübelt, wie ihr Körper das mit der Regel eigentlich so macht. Erst mal möchte sie Mama aber nichts von ihrer neuen, freien Methode sagen. Am Ende würde auch noch Papa davon erfahren, und der braucht es nun wirklich nicht zu wissen.

Vier Wochen später: Offensichtlich war das, was Anna entdeckt hat, kein Zufall. Denn auch bei der nächsten Regel kann sie ohne Probleme das Blut auf dem Klo abfließen lassen und hat ihre Regelschmerzen komplett schmerzmittelfrei im Griff. Anna beschließt deshalb, nun auch Mama von ihrer neuen Erfahrung zu erzählen. Mama spitzt die Ohren, und ihre Augen können vor Neugierde, aber auch Zweifeln gar nicht groß genug werden. „Spatz, das wäre ja phantastisch, wenn das so einfach klappt", ist Mama begeistert. „Das möchte ich nächsten Monat auch unbedingt probieren!"

Gemeinsam freuen sich Anna und ihre Mama über Annas schmerzfreie Regel. Am Abend geht Anna glücklich und zufrieden ins Bett. Sie streichelt ihren Bauch und ist so richtig froh, eine Frau zu sein. Als sie nachts aufwacht und aufs Klo muss, erinnert sie sich im Halbschlaf daran, noch etwas länger sitzen zu bleiben und ihr Menstruationsblut ablaufen zu lassen.

Am nächsten Morgen schon kommt deutlich weniger Blut, und auch in der Schule kommt Anna mit ihren Pinkel- und Blutpausen zwischen den Schulstunden gut zurecht. Zur Sicherheit hat sie sich eine von Mamas Zwischen-den-Tagen-Slipeinlagen in die Unterhose gelegt, denn sie ist mit ihrer neuen Methode ja noch nicht so gut vertraut.

„Anna, warum brauchst du denn so lange auf dem Klo, hast du Durchfall?", möchte ihre Freundin Eva in der Pause wissen. Anna erklärt rasch und selbstsicher ihre freie Menstruations-Methode, und Eva, die auch immer unter Regelschmerzen leidet, stellt begeistert fest: „Klingt ja super, das werd ich nächsten Monat auch probieren. Vielleicht kann ich die doofen Schmerzmittel dann endlich weglassen."

WIE GING ES WEITER?

Anna hat inzwischen ihr Abitur gemacht. Zur Sicherheit hatte sie für die Prüfungen Tampons eingepackt, die sie aber nur bei der Schriftlichen in Mathe gebraucht hat.

Eva hat Annas freie Menstruations-Methode auch ausprobiert. „Ich glaub, ich kann das nicht so gut wie du", stellte sie einmal fest, als ihre Unterhose ziemlich rot war. Aber Anna ermutigte sie, es weiter zu versuchen, und vor kurzem hatte Eva schon mehr Glück.

Und Annas und Evas Freundinnen, was ist mit denen? Die wundern sich manchmal, dass Anna und Eva an manchen Tagen etwas länger auf dem Klo brauchen. Ob wohl schon bald Marion, Sarah, Yvonne, Jenny, Michaela und die anderen von der freien Menstruationsmethode erfahren werden?

Mamas Mens und ihr natürlicher Plan

Natürlich war Annas Mama gespannt darauf, was ihre Tochter da wieder „erfunden" hatte. „Anna hat ja immer wieder verrückte Ideen, und wenn sie die Tampons und Binden ganz weglassen möchte, warum nicht?", meint sie und erzählt eines Abends auch Papa von der freien Menstruation. Papa meint nur: „Geht dann auch eure schlechte Laune vor den Tagen weg, wenn die Menstruation freigelassen wird?", aber Mama wirft ihm mit einem Küchentuch hinterher, und Papa verschwindet ganz schnell.

Mama erinnert sich: Als Anna geboren war, berichtete ihre Oma immer wieder von den Mühen vergangener Jahrzehnte. Auch davon, dass es keine Wegwerfwindeln gab und verschmutzte Stoffwindeln mühsam per Hand gewaschen werden mussten. „Ihr habt es heute leicht", seufzte

Oma regelmäßig, wenn sie auf den vollen Windeleimer schaute. „Nicht einmal Einwegbinden konnten wir junge Mädchen uns leisten, und das, obwohl die Werbung davon schwärmte, dass die Frauen mit den angepriesenen Schutzeinlagen auch beim Wandern nicht mehr zurückzustehen bräuchten. Und ans Schwimmengehen während der Regel brauchten wir noch nicht einmal zu denken, das war selbstredend tabu."

Für Oma war es also eine kleine Katastrophe, ihre Regel zu bekommen, denn diese war – ohne fortschrittliche Monatshygiene – offenbar gleichbedeutend mit Hausarrest. „Oma hätte damals schon Annas Idee gebraucht", schmunzelt Mama, denn Omas Wechseljahre waren schon vorbei, als Anna geboren wurde.

„Pech für Oma, gut für mich", stellt Mama fest und beschließt, es ihrer Tochter gleichzutun. Sie nimmt sich vor, gleich die nächste Regel selber einzufangen. „Immerhin habe ich ein Kind geboren, da wird es mir doch gelingen, auch andere Körpervorgänge bewusst zuzulassen. Und wenn Anna das ausprobiert hat und sagt, dass es klappt, wird wohl was Wahres dran sein."

Mama freut sich, als ihre Temperatur am Mittwoch den erwarteten Temperatursturz macht. Als erfahrene Zyklusbeobachterin kennt sie den natürlichen Ablauf ihres Hormonmonats sehr genau und weiß: Heute wird die Regel einsetzen. Wie gut, dass sie sich als Selbstständige den Tag frei einteilen kann. Bereits nach dem Aufstehen finden sich erste Blutspuren am Toilettenpapier, und Mama denkt: „Aha! Dann ist das große Blut ja nicht mehr weit."

Damit Mama das Experiment freie Menstruation in Ruhe angehen kann, verschiebt sie ihren Großeinkauf aufs Wochenende und lässt es ruhig angehen. Gegen 11 Uhr setzt ein erstes Ziehen ein, und Mama erinnert sich an Annas Geburt. „Die Hebamme hat mich zu Hause oft aufs Klo geschickt – ja, das war gut und hat mich entspannt …"

Während sie grübelt und etwas wehmütig an die schöne Zeit mit dem Neugeborenen zurückdenkt, sitzt sie auf der Toilette und lässt es passieren. Sie merkt, dass der Muttermund aufgeht und ihre Menstruationsflüssigkeit hindurchrinnt. „Huuuuuuu", tönt Mama mit ganz tiefer Stimme und lässt die Entspannung bis ganz nach innen vordringen. „18 Jahre ist das jetzt her, aber Gebären, das kann ich noch", stellt Mama voller Stolz fest. Sie ist erstaunt, weil sich die Regel heute tatsächlich wie die Übergangsphase bei Annas Geburt anfühlt. Auch damals hatte sie tief getönt und Papa damit nachhaltig verwirrt.

Die wehenähnlichen Schmerzen lassen nach, und Mama spürt ein Gefühl der Erleichterung. Ihre Gebärmutter arbeitet in ihr, aber sanft und leise. Als Mama aufsteht, hat sich eine große Blutpfütze in der Toilette angesammelt. „Schön, das Blut endlich einmal auf direktem Wege ausleiten zu können", ist sie begeistert. Sie trocknet sich ab und legt eine ihrer dünnen Damenbinden in die Unterhose. „Eine dünne Binde am ersten Regeltag? Ob das klappt?", ist sie etwas unsicher. Aber dann denkt sie an Annas Forschergeist, und die Motivation kehrt zurück. „Was Anna kann, möchte ich auch probieren – auch wenn mir zum reinen Klopapier in der Hose noch der Mut fehlt."

Etwa eine Stunde später geht Mama erneut auf die Toilette, weil ihr danach ist. Sie ist erstaunt, denn ihre anfänglichen Periodenschmerzen sind komplett vergangen. „Seltsam, normalerweise zwickt es mich anfangs doch deutlich mehr", überlegt sie. Dann vertieft sie sich in ihre Rezeptzeitschrift, kommt aber nicht recht weit mit dem Lesen. Die Karotten erscheinen auf einmal besonders intensiv orange zu sein, und welch lustige Muster sie bilden, wenn man lange genug auf den Gemüseauflauf blickt … Mama vergisst alles um sich herum und lässt dabei die angestaute Flüssigkeit vollkommen schmerzfrei aus sich abfließen.

Da die Damenbinde in ihrem Slip blutfrei geblieben ist – und das am ersten Regeltag! –, entschließt sich Mama, künftig nur noch unterwegs Binden, quasi als Sicherheitsvariante, einzulegen. „Mit dem Toilettenpapier hat Anna schon recht – das ist praktisch und überall zu finden. Und wenn ich einmal unterwegs dringend etwas Saugfähiges brauche, tun es sicher auch zwei oder drei Taschentücher. Wie auch immer, Klopapier und Taschentücher kosten ja fast nix!"

Mama ist aufgeregt und etwas nervös, wie ein junges Mädchen. „Nun kenne ich mich schon seit über 40 Jahren, aber auf die Idee, meine Menstruation freizulassen, wie Papa sagt, bin ich erst durch meine erwachsene Tochter gekommen." Sie schüttelt etwas ungläubig den Kopf.

Wie sich Mamas Körper ohne Fixierung auf die bislang verwendeten Produkte wohl verhalten wird? „Wenn es einen Menstruationszyklus gibt, gibt es vielleicht auch Menstruationsintervalle, die ich für mich nutzen kann", überschlägt Mama innerlich. „Die Gebärmutter ist schließlich keine Blase, und mit einem dauerfeuchten Fruchtblasensprung hat meine Mens auch nichts zu tun."

Mama ist sich sicher: Ab jetzt möchte sie nicht nur ihren Zyklus und den Sex mit Papa auf natürliche Weise planen, sondern auch ihre Regelblutung. „Was meine Freundinnen wohl dazu sagen werden?", überlegt sie, und bereitet sich schon auf neugierige Ohren und Augen vor …

WIE GING ES WEITER?

Mama konnte die freie Menstruation natürlich nicht lange für sich behalten und hat der Reihe nach allen ihren Freundinnen und sogar Oma davon erzählt. Manche haben Mama für bekloppt gehalten, andere haben es, wie Mama, selber ausprobiert.

Ob Mama immer noch frei menstruiert? Das fragst du sie am besten selber.

Überlege, wie deine
Menstruationszyklen
bisher verlaufen sind:

Mit wem sprichst du über
deine Menstruation?

Die freie Menstruation:
In der Regel ohne Schmerz

Willst auch du die freie Menstruations-Methode ausprobieren, in der Regel keinen Schmerz haben und nicht auf Menstruationshygiene-Produkte angewiesen sein?

Dann warte auf deine nächste Menstruationsblutung und such dir ein gemütliches Klo für deine erste eigene Blutpfütze. Du wirst überrascht sein, wie einfach es ist, ganz ohne Tampons, Binden, Menstruationsbecher oder sonstige Utensilien die Regel zu haben und dabei frei und unabhängig zu sein – und vor allem: bestenfalls ohne Schmerzen zu bleiben!

Nimm dir Zeit, wenn du mit der freien Menstruations-Methode beginnst. Die Erfahrung, komplett auf deinen Körper vertrauen zu können, mag neu für dich sein. Bislang dachtest du vielleicht, zur Regelblutung gehörten zwangsläufig Produkte, die das Blut in dir oder in der Unterhose aufsaugen oder auffangen, weil du den Ausscheidungsprozess – anders als bei der Harnblase – nicht selbst steuern kannst.

Dies stimmt nur zum Teil, denn mit etwas Übung kannst du deinen Muttermund als inneren Stöpsel für dein Blut benutzen und die Ausscheidungsintervalle deiner Menstruationsflüssigkeit bewusst steuern. Während du also zwischen den Toilettenpausen mit deinem Muttermund eine zuverlässige innere Schranke besitzt, die Blut und Schleim sicher und sauber zurückhält, verfügst du andererseits mit demselben Muttermund über ein Auslassventil und eine Methode der Entspannung: Sobald du auf der Toilette sitzt, dich darüber hockst oder in freier Natur eine Position zum Urinieren einnimmst, kannst du innerlich komplett loslassen und den Muttermund schmerzfrei aufgehen lassen. Er lässt sodann die angestaute Menstruationsflüssigkeit frei und sie rinnt aus dir heraus. Anfangs schneller, dann langsamer.

Manchmal mag es hilfreich sein, wie beim Stuhlgang nach vorne etwas mitzuschieben, damit das Sekret rascher abfließen kann. Finde selber heraus, welches dein Tempo ist – dies kann übrigens von Tag zu Tag, von Monat zu Monat und von Ort zu Ort unterschiedlich sein.

Annas Tipp für unterwegs: „Wenn du dich auf einem fremden Klo nicht hinsetzen möchtest, geht meine Methode auch wunderbar in der Hockstellung. Besonders spannend ist dabei, dass du dem Blut zugucken kannst, wie es herausrinnt, und so ein Gefühl dafür bekommst, wie lange es etwa dauert, bis sich deine Gebärmutter und dein Muttermund entleert haben."

Mamas Tipp für unterwegs: „Du möchtest vor dem Kinofilm noch auf Nummer Sicher gehen und dein Regelblut draußen haben? Dann hock dich über die Kino-Toilette und konzentriere dich auf den Muttermund, damit er einfach aufgehen und das Blut freigeben kann. Vergiss bitte nicht, mögliche Blutspuren von dir auf dem fremden Toilettensitz mit Toilettenpapier zu entfernen."

WANN BIST DU FERTIG?

Sobald die Flüssigkeit aufhört, aus dir herauszurinnen, bist du vorerst „fertig", kannst dich abputzen und wieder anziehen. Bis zur nächsten Periode deiner freien Periode, die du selbst für dich erspürst.

Nach relativ stark blutigen Anfangstagen wirst du spüren, wie die Blutung immer schwächer wird und schließlich komplett aufhört. Wenig später bildet sich neue Gebärmutterschleimhaut, denn es geht in Richtung Eisprung und deine Gebärmutter baut zur Sicherheit schon mal ein feines, schleimiges Nest.

Findet keine Befruchtung statt, wird die Schleimhaut gemeinsam mit Blut und normalem Scheidenschleim ziemlich genau 14 Tage später ausgestoßen – dein Zyklus beginnt von vorne und deine freie Menstruation auch.

Dieser Kreislauf geht so lange, bis dein Körper irgendwann nicht mehr auf Fruchtbarkeit eingestellt ist und du keine Regel mehr hast. Auch wenn dir die Regel vielleicht ab und zu lästig erscheint, oder du dich fragst, ob das denn wirklich sein muss: Probiere, ob es dir gelingt, das Geschenk der Fruchtbarkeit dankend anzunehmen. Es ist nicht selbstverständlich und auch nicht von ewiger Dauer. Wer weiß, ob dir dieses urweibliche Gefühl später nicht sogar fehlt? Du bist Frau, jetzt und hier. Vollständig und vollwertig.

Anna meint: „Mein erster Regeltag ist immer wirklich heftig, ich hätte nie gedacht, dass so viel Blut kommt! Gut, dass ich endlich sehen kann, was sich tut. Inzwischen kann ich an der Blutmenge ziemlich genau abschätzen, wie lange meine Regel schon läuft."

Mama meint: „Durch meine Zyklusbeobachtungen und mein Menstruationstagebuch habe ich schon seit Jahren ein gutes Gefühl für meinen Körper. Praktischerweise hat sich auch die Verhütungsfrage dadurch geklärt, weil ich ja genau weiß, wann ich fruchtbar bin und wann nicht. Aber besonders spannend ist, dass sich meine Regel nach ein paar freien Menstruationszyklen verkürzt hat. Es scheint, als ob mein Körper schneller ausscheiden kann, wenn ich ihn ungehindert lasse."

Jeden Monat eine kleine Ei-Geburt

Als Frau hast du etliche äußerst wertvolle und empfindungsfreudige Organe, die Männer nicht haben: Schätze diese Vorteile! Deine **Eierstöcke** lösen jeden Monat den sogenannten Eisprung aus. Hattest du in der Woche vor und in der Zeit um den Eisprung herum keinen ungeschützten Geschlechtsverkehr und wird das reife Ei nicht durch ein herumschwimmendes Spermium befruchtet, so wird das unbefruchtete Ei ziemlich genau 14 Tage nach dem Eisprung gemeinsam mit Blut und Schleim aus der **Gebärmutter** wieder ausgeschieden. Der Vorgang des Ei-Ausscheidens ist dem Geburtsvorgang bei einer echten Geburt sehr ähnlich, denn auch das unbefruchtete Ei wandert durch den **Muttermund** und die **Scheide** nach außen – genau wie das Kind bei der Geburt.

Dabei sind wir auch schon beim springenden Punkt, denn ähnlich einer echten Geburt kann dir die kleine Ei-Geburt Schmerzen bereiten. Warum tut es weh? Die Schmerzen kommen vom Öffnen des Muttermundes, genau wie bei einer Geburt. Die Kontraktionen der Gebärmutter, also das Zusammenziehen, kann dann schmerzhaft für dich werden, wenn sich vor dem Muttermund mehr Masse (Schleimhaut, Blut) befindet, als auf einmal hindurchpasst.

Das hilft gegen die Schmerzen: Vertrau deinem Körper und atme ganz tief bis an die Stelle, die wehtut. Das ist eine gute Übung, die dir auch bei einer Geburt helfen kann. Finde außerdem heraus, was dir gut tut und wie du dich am besten entspannen kannst. Möchtest du Geräusche oder tiefe Töne machen? Dann brumme oder singe, je nach Lust und Laune. Brauchst du das Gefühl, allein zu sein, um dich optimal öffnen zu können? Dann mach die Tür hinter dir zu und sag den anderen, dass sie dich jetzt in Ruhe lassen sollen. Vielleicht möchtest du es dunkel haben, das Licht ausdrehen oder die Augen schließen. Auch Wärme kann dir helfen, die Schmerzen besser in den Griff zu bekommen. Falls du auf einer zugigen, kühlen Toilette sitzt, mach es dir so weit wie möglich bequem und sorge für eine zusätzliche Wärmequelle.

LANGSAM DEHNEN MIT GEFÜHL

Vielleicht hattest du schon einmal eine leichte Verstopfung und weißt daher, wie es sich anfühlt, wenn dein Stuhl beim ersehnten Stuhlgang nicht kommen will. Und wenn er dann kommt, ist das Produkt der Ausscheidung vielleicht größer und deutlich härter als normal, so dass das Mitpressen schmerzhafte Mini-Verletzungen zur Folge hat, die du eventuell noch einige Tage später spürst.

Was kannst du tun? Du kannst dir Zeit lassen. Lass dem Gewebe Zeit, sich zu dehnen, so dass auch die Verstopfung bequem durch deinen Darm und After passt.

Was hat nun der Regelschmerz mit einer Verstopfung zu tun, magst du dich fragen.

Sehr viel, lautet die Antwort. Denn beide Male wird Gewebe gedehnt – und wenn dieses Gewebe nicht die nötige Zeit und den nötigen Freiraum bekommt, sich weiten zu können, entstehen unangenehme Schmerzen.

🌼 *Annas Tipp gegen harten Stuhlgang: „Trink morgens ein großes Glas lauwarmes Wasser auf nüchternen Magen. Das hilft deinem Körper, den Darm zu entleeren. Generell ist es ganz gut, viel ungezuckerte Flüssigkeit wie Wasser oder Tee zu sich zu nehmen und weniger Süßkram und Mehlspeisen zu vertilgen, damit dein Stuhlgang weich und locker bleibt. Auch reichlich sportliche Bewegung, möglichst an der frischen Luft, hilft dem Darm auf die Sprünge. Walking, Joggen, Trampolinspringen – woran hast du am meisten Spaß? Auf geht's!"*

🌼 *Mamas Tipp für einen weichen Muttermund: „Sex an den Tagen vor den Tagen wirkt wie ein Weichspüler für das Gewebe. Unter anderem die Prostaglandine im Sperma bewirken, dass sich der Muttermund während der Regel noch leichter öffnet und die Regel noch schmerzfreier abläuft."*

WARUM TAMPONS ODER MENSTRUATIONSTASSEN IRRITIEREN

Bei der Verwendung eines Tampons kann neben einem Trockenheitsgefühl und anderen negativen Begleiterscheinungen ein innerer Druck entstehen, der sich in Richtung des Muttermundes aufbaut. Deine Vagina umschließt den Tampon, so dass dieser nicht herausrutschen kann. Doch leider ist dieses Umschließen in Kombination mit Druck in Richtung Muttermund während der Regelblutung anatomisch gesehen nicht sinnvoll: Blut und Schleim der Gebärmutter sollen aus dem leicht geöffneten Muttermund ja ungehindert abfließen können, und nicht künstlich nach dem Muttermund gestaut werden. Das Aufstauen lässt die Gebärmutter dann stärker und schmerzhafter arbeiten.

Es ist also durchaus möglich, dass die zum Ablassen der Regelblutung erforderliche Dehnung des Muttermundes und die vom Körper gewollte Entspannung des Scheidengewölbes durch Tampons oder innerlich getragene Menstruationstassen behindert oder negativ beeinflusst werden und sich bei dir ein größer werdender, innerlicher Krampf aufbaut, der äußerst schmerzhaft sein kann. Auch der künstlich herbeigerufene Stau bzw. die erzwungene Ansammlung der Menstruationsflüssigkeit im Scheidengewölbe sind unnatürlich.

Überlege: Wie reagiert dein Körper, wenn in ihm innerlich eine künstliche Staumauer – sei es durch Tampons oder Menstruationstassen – errichtet wird? Verlängert sich deine Blutungsdauer dadurch, weil der Körper die Menstruationsflüssigkeit nur langsamer abfließen lassen kann als von ihm gewünscht? Entsteht sogar ein Rückstau bzw. ein Rückfluss der Menstruationsflüssigkeit bis hinauf in die Gebärmutter – und welche Organe werden in welcher Weise irritiert?

Wenn du bei der Verwendung von Tampons Schmerzen verspürst, entferne sie für die ersten zwei bis drei Tage der Regelblutung und ersetze sie durch Binden – oder die freie Menstruations-Methode.

Möchtest du für immer auf Tampons oder innere Auffangschalen verzichten? Dann lass sie einfach weg und gewöhne dich an das befreiende Gefühl, keine innerlichen Saugkraftverstärker oder Kunststoffeimerchen eingeführt zu haben.

Tampons können, wenn sie zu voll sind, durchlässig werden – wenn sie noch nicht voll sind, können sie die Scheide austrocknen. Menstruationsbecher trocknen zwar nicht aus, aber auch sie musst du einsetzen, entleeren, reinigen, wieder in Position bringen, und auch diese Methode sammelt die Menstruationsflüssigkeit über längere Zeit im Inneren des Scheidengewölbes, anstatt sie von dort aus ungehindert abfließen zu lassen.

Probiere die freie Menstruations-Methode zuerst im häuslichen und gewohnten Umfeld und pack dir für unterwegs einige Tampons ein, wenn du als bisherige Tampon-Trägerin noch nicht gänzlich darauf verzichten willst. Deinen Menstruationsbecher kannst du ebenfalls unterwegs mit dir führen, für den Fall, dass du kurzfristig darauf zurückgreifen möchtest oder einmal längere Zeit keine Toilette benützen kannst.

SPAR DIR DEIN GELD UND BLEIB SCHÖN FRISCH

Wusstest du, dass Babys keine Windeln brauchen? Immerhin werden sie windelfrei geboren, und wenn man sie ohne Windeln lässt, dann geben sie Signale, sodass eine geübte Mama erkennen kann, wann das Baby für Pipi und Kacka bereit ist. Wie schön das für ein kleines Kind ist, nicht in Plastik oder Stoff pinkeln und kacken zu müssen!

Neben dem Umstand, dass es so weder schmutzige Einwegwindeln als schwer verbrennbaren bzw. schwer verrottbaren Müll zu entsorgen, noch verdreckte, muffelnde Stoffwindeln zu waschen gibt, freut sich auch Babys Po über Frischluft. Das regelmäßige „Abhalten" von Babys – also das Halten und Abstützen des untenrum entkleideten Babys über die Toilette, den Waschtisch oder ein anderes Gefäß mit dem Ziel, Babys Ausscheidungen ungehindert passieren zu lassen – stärkt nicht nur die Kommunikation von Mama, Papa, anderer Bezugsperson und Baby, sondern auch die Abwehrkräfte der feinen, duftenden Babyhaut. Pickel, wunde Stellen und Entzündungen (auch bekannt als „Windeldermatitis") bleiben meist komplett aus, und diverse, wie auch immer geartete Zusatz-Pflegeprodukte erübrigen sich von selbst.

Ganz zu schweigen von der Ersparnis durch ein windelfreies Aufwachsen.

Ähnlich ist es bei der Menstruation einer Frau, denn auch hier kosten Produkte zur Menstruationshygiene viel Geld und Zeit in der Handhabung, zudem beeinträchtigen sie dein Scheidenund Popo-Klima mitunter negativ.

In jedem Fall kannst du durch die freie Menstruations-Methode über die Jahre gesehen viel Geld sparen und bist außerdem unabhängig von Geschäfts-Öffnungszeiten. Das z.B. durch Tampons verursachte Trockenheitsgefühl in Verbindung mit möglichem Juckreiz oder schwitzig-muffelige Binden-Hitzestauungen in der Hose bleiben außerdem aus, wenn lediglich ein paar Blatt Toilettenpapier oder dünne Slipeinlagen ohne Folie die Unterhose vor den wenigen auslaufenden Bluttropfen schützen.

Annas Wäschetipp in der roten Periode: „Zieh während deiner Regel dunkle Unterwäsche an. So haben leichte Blutflecken keinen großen Auftritt und ärgern dich und Mamas Waschsalon nicht unnötig. Beim nächsten Waschgang sind sie jedenfalls draußen und stellen künftig kein Problem mehr dar. Um leichtere Blutspuren – zum Beispiel, wenn du einmal vergisst, rechtzeitig aufs Klo zu gehen – zu vermeiden, kannst du eine dünne Slipeinlage oder ein paar Blätter Toilettenpapier in deine Unterhose legen. Es gibt übrigens auch waschbare Slipeinlagen."

Mamas Wäschetipp für die Zeit der Blutung: „Blutflecken immer mit kaltem Wasser auswaschen. Ein bisschen Seife erleichtert die Arbeit."

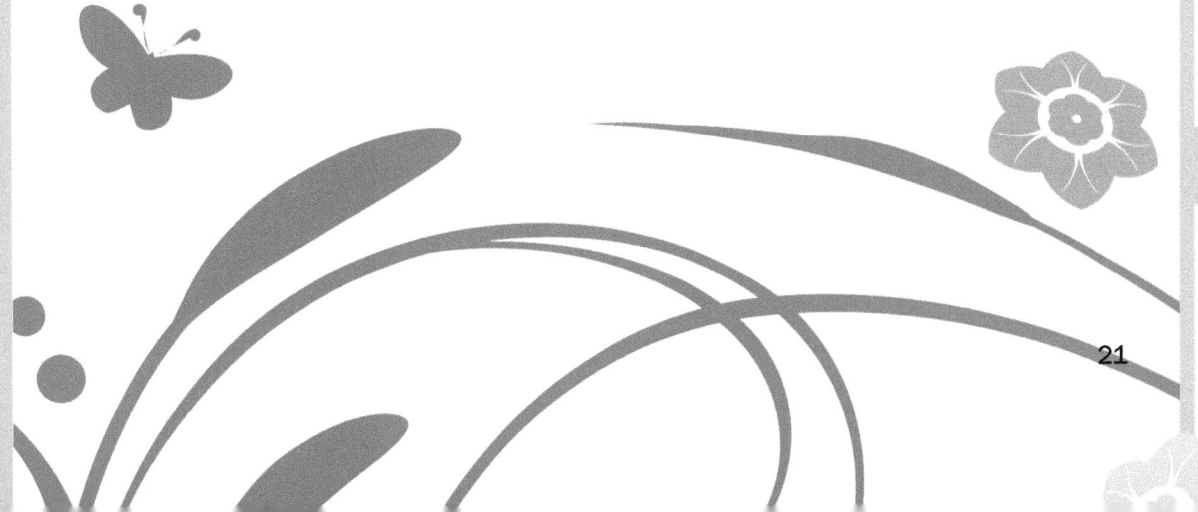

Stärke deine Lust und mach dich selber „dicht"

Hast du die körperliche Lust deines Frauenkörpers schon für dich entdeckt? Dann weißt du auch, dass dein Orgasmus nicht nur an der Klitoris, sondern besonders am Muttermund und in der Gebärmutter sehr intensiv werden kann. Kein Wunder: Die Gebärmutter ist ein Wunder-Muskel, der in der Schwangerschaft um das Vielfache seiner ursprünglichen Größe wächst und sich anschließend wieder zurückbildet. Genau hier können jene zauberhaften Kräfte wirken, die bei dir als Orgasmus unvergleichliche Lustgefühle verursachen.

Auch der Muttermund kann mit dir sprechen und wie dein äußerer Lippenmund auf- und zu-gehen. Er entlässt am Höhepunkt der Schwangerschaft in intimer Absprache mit dem Unge-borenen das Kind nach draußen und bildet somit das Tor zur äußeren Welt. Dieser dehnbare Verschluss hat so viele Nerven eingebaut, dass er nicht nur Regelschmerzen anzeigen, sondern vor allem auch intensive Orgasmen verursachen kann.

Genieße deine Fähigkeiten und stärke das Bewusstsein für deinen inneren und äußeren Un-terleib – an jedem Tag des Monats! Das Gute daran: Du brauchst deine Vagina mit der freien Menstruation nun nicht mehr für einige Tage im Zyklus zu verschließen oder trockenzulegen. Sie gehört dir ab sofort dauerhaft und für immer, lediglich Blut und Schleim lässt du zielsicher regelmäßig auf der Toilette oder an einem anderen gewünschten Ort aus ihr ablaufen und hilfst ihr und der Gebärmutter dabei, sich selbst zu reinigen.

Der Muttermund und dein Beckenboden als wirkungsvolles Gesamtsystem sind dir dabei zu-verlässige Öffnungs- und Verschlusspartner, und je öfter du die freie Menstruation praktizierst, desto selbstsicherer wirst du im regelmäßigen Umgang mit ihr werden.

🌸 *Annas Fitness-Tipp: „Ich hüpfe gerne auf dem Zimmer-Trampolin, das Mama neulich auf dem Flohmarkt für uns gekauft hat, und gehe auch gerne joggen. Das macht Spaß, und auch meine Hündin Chicca freut sich ab und zu über eine schnelle Gassi-Runde. Nur Trampolinspringen mag sie nicht."*

🌸 *Mamas Tipp für einen starken Beckenboden: „Probiere auf der Toilette in der Hockstellung, den Menstruationsfluss zu steuern, ihn anzuregen und anzuhalten. Schiebe dabei deinen offenen Mut-termund nach vorne oder ziehe ihn nach oben und mach dich selber dicht. Du kannst währenddessen mit deinem anderen Mund ähnliche Bewegungen machen und dir dein lustiges Gesicht im Spiegel ansehen."*

Aller Anfang leicht gemacht

Du bist zwar neugierig auf die freie Menstruations-Methode, weißt aber noch nicht so richtig, wie du beginnen sollst? Du hast und hasst Regelschmerzen, aber ein Leben ohne Menstruationshygiene kannst du dir nicht so recht vorstellen? Du glaubst nicht daran, dass das Weglassen von Tampons irgendetwas an deinem Schmerzproblem ändert und bist außerdem der Meinung, dass du ohne künstliche Barriere zwangsläufig auslaufen wirst, vor allem unterwegs?

**Dann teste die folgende 10-Punkte-Regel und stelle fest,
ob sie dich der freien Menstruation einen Schritt näherbringt:**

1. Nimm dir Zeit für dich selbst und verabschiede dich innerlich davon, dich künftig während der Regel ausschließlich auf gekaufte Utensilien (Tampons, Binden, Menstruationsbecher) zu verlassen. Du wirst ab jetzt spüren, wann du „voll" bist und entleert werden möchtest – sei es durch sich ankündigende Krämpfe oder durch ein Völlegefühl der anderen Art. Auch eine schleimig-nasse Empfindung in dir deutet darauf hin, dass es an der Zeit ist, dich aufs stille Örtchen zu begeben und der Natur ihren freien Lauf zu lassen.

2. Probiere an einem der ersten „neuen" Regeltage, dem mit Gebärmutterschleim vermengten Blut dabei zuzusehen, wie es aus dir herausrinnt und wie schleimig bis zähflüssig es ist. Das geht gut in der Hockstellung über der Toilette. Was du siehst, wirst du auch glauben, und wenn du bei einer Toilette mit Stufe deine Menstruationsflüssigkeit als Blutpfütze betrachten kannst, beweist dir diese Art „Sicht-Kontrolle", dass es tatsächlich funktioniert. Gerade als Anfängerin solltest du durch Sichtkontrolle eine Bestätigung dafür erlangen, dass die gefühlt ausgeschiedene Menge auch mit der optisch wahrgenommenen übereinstimmt. Später, als „Profi", kannst du locker auf Sichtkontakt mit deinem Menstruationsblut verzichten und fühlst innerlich, wann du bereit bist, aufzustehen und auf das nächste Ablassintervall zu warten.

3. Spüre innerlich, wie sich das aktive Abfließenlassen der Menstruationsflüssigkeit anfühlt und worin der Unterschied zum Entleerungsgefühl der Urinblase besteht. So lernst du, Urin und Blutmischung voneinander zu unterscheiden, und bekommst auch für diesen bislang verborgenen Körpervorgang ein gutes Gespür. Du wusstest bislang vielleicht nicht, dass sich der Muttermund aktiv verschließen und öffnen kann. Wie bei anderen Körperteilen auch ist dies eine Frage der Übung und der gezielten Ansprache. Sprich also mit deinem inneren Mund und ermuntere ihn, seine Lippen auf- und zuzumachen. Er kann sich während der Regel zwar kein Blatt vor den Mund nehmen, aber zwischen den Ablassintervallen und nachts ein guter Wächter deines blutigen Schatzes sein.

4. Sei eine Forscherin! Auch wenn du Blut normalerweise nicht ausstehen kannst: Menstruieren ist so normal wie die Entleerung deiner Harnblase. Dein frisches Menstruationsblut ist nicht eklig und stinkt auch nicht, selbst im Sommer nicht. Wenn du die freie Menstruation über der Toilette praktizierst, gibt es keine Abfälle und auch keine Geruchsbelästigung. Weder für dich, noch für andere. Ekelst du dich vor Urin? Vor deinem eigenen Kot? Dann ist es nicht verwunderlich, wenn du dich auch vor deinem Menstruationsblut ekelst, vor Schleim, vor Sperma oder Spucke. Überleg dir aber: Du kannst dich entscheiden, ob du dich vor allen normalen Körperflüssigkeiten ekelst, vor nur wenigen oder vor gar keiner. Manchmal ist Ekel eine sinnvolle Einrichtung. Manchmal behindert er nur.

5. Stress dich nicht, wenn dir der Anfang schwer erscheint und du ungewollt etwas Blut in deiner Unterhose findest. Dein Körper braucht Zeit, sich wieder an seine ureigenen Gefühle zu gewöhnen und sich nicht von Fremdkörpern in oder an dir ablenken zu lassen. Spätestens, wenn du ein Feuchtigkeitsgefühl in der Hose hast, solltest du rasch zur Toilette gehen. Wenn du weißt, dass für längere Zeit (z.B. auf einer Reise) eine Toilette unerreichbar ist, sorge vor und greife auf bewährte und dir bekannte Menstruationshilfsmittel zurück.

6. Lass dich durch doofe Kommentare deiner Umwelt nicht in deiner Absicht beirren, wieder die vollständige Kontrolle über deinen Frauenkörper zu erlangen. Viele Frauen wissen gar nicht, was alles möglich ist. Das Geheimnis um die freie Menstruation ist nur deshalb weitgehend unbekannt, weil sich für Fremde nichts daran verdienen lässt und Frauen verlernt haben, mit ihrem Rhythmus zu gehen. Nicht erst unseren Müttern hat man beigebracht, dass man während der Zeit der Regelblutung eine äußerliche Vorlage oder die später erfundenen, innerlich zu tragenden Tampons zu verwenden hat. Dieses sogenannte Wissen wurde dann an dich als Tochter weitergegeben. Heute braucht es nicht einmal mehr den Kontakt zur Mutter, um solche Fehlannahmen gelehrt zu bekommen. Lies dazu auch den nächsten Regelpunkt.

7. Lass dir durch Werbung für Menstruationsprodukte nicht vorgaukeln, diese seien in der Regel zwangsläufig notwendig. Notwendig sind sie nur für jene Firmen, die damit ihr Geld verdienen. Deine Menstruation gab es, geschichtlich gesehen, schon lange, bevor die erste Binde, der erste Tampon oder der erste Menstruationsbecher hergestellt wurde. Aber vor allem unser industrielles Zeitalter hat den Umstand mit sich gebracht, dass auch Frauen nicht mehr mit dem Rhythmus der Natur, sondern mit dem Uhrzeiger gehen. Feste Arbeitszeiten und weite Pendelstrecken machen es unter anderem erforderlich, dass Frauen „dicht"halten und nicht jederzeit grundlegenden Ausscheidungsbedürfnissen nachkommen können. Die Hygienemittelindustrie freut sich über jedes verkaufte Produkt, und so wird der Abstand zwischen Windeln für Kinder, Einnässhosen für Jugendliche, Menstruationsprodukten für Frauen, Ausfluss-Schutzeinlagen, leichten Inkontinenzeinlagen für Damen und Herren und schließlich komplett dichten

Windeln für alte Leute immer kleiner. Wann möchte uns die Industrie ohne Stoff oder Kunststoff in der Hose sehen? Am liebsten nie, denn so lässt sich besser Geld verdienen. Zumindest bei uns Frauen ist das Ziel schon fast erreicht, denn auch für die Tage „zwischen den Tagen" reicht den Werbestrategen eine normale Unterhose nicht mehr aus, was bedeutet, dass permanent ein käufliches Zusatzprodukt eingelegt und vor allem gekauft werden soll. Von der industriellen Seite können Zu- und Verpackmanöver sicherlich sinnvoll sein, um den Gewinn anzukurbeln. Aber du kannst selber entscheiden, wie weit du abhängig sein willst und ob du dein Geld lieber für etwas anderes ausgibst.

8. Du hast keine Lust auf „Mainstream" und möchtest deine eigenen Strömungen wieder für dich entdecken? Dann nimm nach und nach Abstand vom bisher eingeschlagenen Weg, deine Menstruationsflüssigkeit aufzusaugen, einzufangen oder in die Hose laufen zu lassen. Es geht auch anders, aber du brauchst die Umstellung für dich und deinen Körper nicht an einem einzigen Tag zu bewerkstelligen. Setze dir kleine Ziele und, wenn du magst, belohne dich für jedes erreichte Ziel auf eine für dich angenehme Art und Weise. Die erste Belohnung könnte zum Beispiel sein, dass du keine Regelbeschwerden mehr hast und dich auf deine nächste, einfache Periode freust.

9. Du bist frei mit der freien Menstruation – aber vor allem bist du frei in deiner Entscheidung und keinen Zwängen unterworfen! Daher kannst du, wann und wo immer du willst, deine bisherigen Menstruationsprodukte mit dir führen und sie je nach Lust und Laune zum Einsatz bringen – aus welchem Grund auch immer, du brauchst dich für deine Gründe nicht zu rechtfertigen. Vielleicht wirst du nach ein paar freien Zyklen aber merken, dass du noch immer die vor langer Zeit gekauften Tampons, Binden oder Menstruationstassen unbenutzt in der Handtasche und im Badezimmer hast – dann freu dich darüber, denn dieser Umstand ist die Bestätigung dafür, dass deine freie Menstruation gut funktioniert und du immer weniger auf industrielle Menstruationsprodukte angewiesen bist.

10. Erzähle von deiner neu entdeckten Methode, sobald du bereit dafür bist, kritische Kommentare in Kauf zu nehmen. Vielleicht möchtest du deine beste Freundin in dein neues Körpergefühl einweihen? Vielleicht magst du deinem Partner erklären, warum du auf der nächsten längeren Autofahrt einen kurzen Quasi-Pinkelstopp einlegen möchtest? Wie auch immer du dich entscheidest: Nimm dir deine Zeit, und fordere sie, falls nötig, auch von deiner Umgebung.

Muttermund, öffne dich!

Anna und Eva haben inzwischen ihren Freundinnen von der freien Menstruation erzählt. Auch davon, dass es sich bei Regelschmerzen um keine klassischen „Bauchschmerzen", sondern vielmehr um Wehen handelt. Aber auf eine Frage wussten sie keine rechte Antwort: Auf welche Weise können sie den anderen Mädchen beschreiben, wie sich der Muttermund entspannt und dadurch leichter und vor allem ohne Krämpfe das Menstruationsblut hindurchfließen lässt?

Probieren wir es mit den folgenden Beschreibungsversuchen:

1. Übe das gezielte Öffnen des Muttermundes auf der Toilette und entspanne dabei auch deine Gesichtsmuskulatur. Benütze dazu deinen äußeren Mund und finde heraus, welche Lippenstellung (geöffnet, geschlossen, aufeinandergepresst, „Pferdeschnauben" mit den Lippen als Entspannungsübung), Atemtechnik (tiefes Hinatmen, Hecheln) oder auch Lautgebung (huuuuuu, ahhhhh, ohhhhh, ffffff) dir dabei hilft, den innerlichen Mund zu entspannen. Auch unter echten Geburtswehen tönen manche Frauen gerne, um sich zu entspannen, innerlich zu weiten und vollständig loslassen zu können. Dein regelmäßiges Regel-Entspannungs-Training kann dir also später einmal bei einer Geburt behilflich sein, weil du mit deinem Muttermund bereits „sprichst" und ihm dabei hilfst, sich schön weich zu machen und etwas durch sich hindurchzulassen.

2. Tauche ab in deinen Körper und versinke geradezu in deinen Organen. Unternimm eine Reise bis zu deinem Muttermund, den du dir als ein Tor zu deinem inneren Schatzkästchen vorstellst: Hier ist deine Fruchtbarkeit zu Hause, und von hier wird das unbefruchtete Ei in die äußere Welt verabschiedet. Rede mit deinem Körper und erkläre ihm, dass du ihm dabei helfen wirst, das unbefruchtete Ei und die damit verbundene Flüssigkeit auszuscheiden. Wie bei einem schleimigen Stausee, den du mit etwas Übung von Zeit zu Zeit bewusst entleeren kannst, tritt die Menstruationsflüssigkeit durch die Öffnung deines Muttermundes hindurch und gelangt ungestört nach außen. Dein Muttermund ist dabei eine Art Stausee-Wächter.

3. Schiebe, je nach Gefühl, den Muttermund bei der Entspannung auf der Toilette etwas nach vorne, damit er die Flüssigkeit noch bereitwilliger abgibt. Diese Technik kennst du bereits vom Urinieren oder vom Stuhlgang, jedoch ist das Gefühl nun etwas anders: Der Muttermund liegt weit hinten in deinem Scheidengewölbe, und so darfst du von ganz weit hinten mitschieben. Wenn du beim Toilettengang etwas in die Hocke gehst und durch deine Beine hindurchsiehst, dann kannst du das Ergebnis des leichten Mitschiebens direkt beobachten: Gelangt mehr Menstruationsflüssigkeit nach außen? An den ersten beiden Regeltagen wird beim leichten Mitschieben vermutlich am meisten Menstruationsflüssigkeit aus dir herauskommen.

4. Sei offen für Verbesserungen, aber erwarte dir keine augenblicklichen Wunder. Mit der freien Menstruation erlernst du eine Technik, die dich deinem Körper sehr nahe bringt. Aber wie jede Technik erfordert auch die freie Menstruation eine gewisse Übung. Trainiere deshalb regelmäßig Entspannung und Anspannung (Letzteres kannst du zum Beispiel auch tun, indem du deinen Urin beim Toilettengang anhältst oder auf dem Trampolin springst) und fühle in dich selbst hinein. Welche neuen Erkenntnisse erreichst du, indem du – gedanklich und mit den Fingerspitzen – bis zu deinem Muttermund vordringst? Was fühlst du, wenn du dich in deine Gebärmutter vertiefst? Deine Organe mögen keine Ohren haben, aber verstehen werden sie dich trotzdem. Gib ihnen ausreichend Zeit, um sich mit der neuen Art der Kommunikation vertraut zu machen. Bislang hast du deine inneren Organe vielleicht nur mangelhaft beachtet – das Miteinander-Sprechen will gelernt sein, es besteht nicht nur aus einzelnen Wörtern, sondern ganzen Sätzen: jeden Tag des Jahres.

Wenn du dieses Buch auf der Toilette liest, kannst du die geöffnete Orchidee als ein Tor zu deiner inneren Weiblichkeit auf dich wirken lassen. Betrachte das Bild und stelle dir vor, wie sich dein Muttermund öffnet und schön weich wird. Er kommt dir neugierig entgegen und weitet seine Lippen, damit die Menstruationsflüssigkeit herausfließen kann. Spürst du dich?

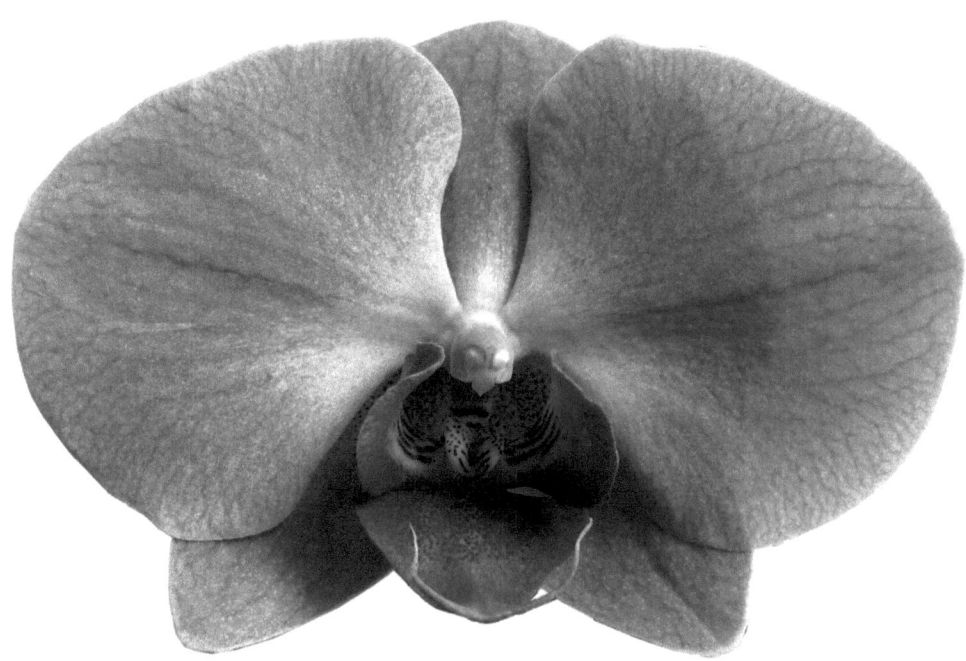

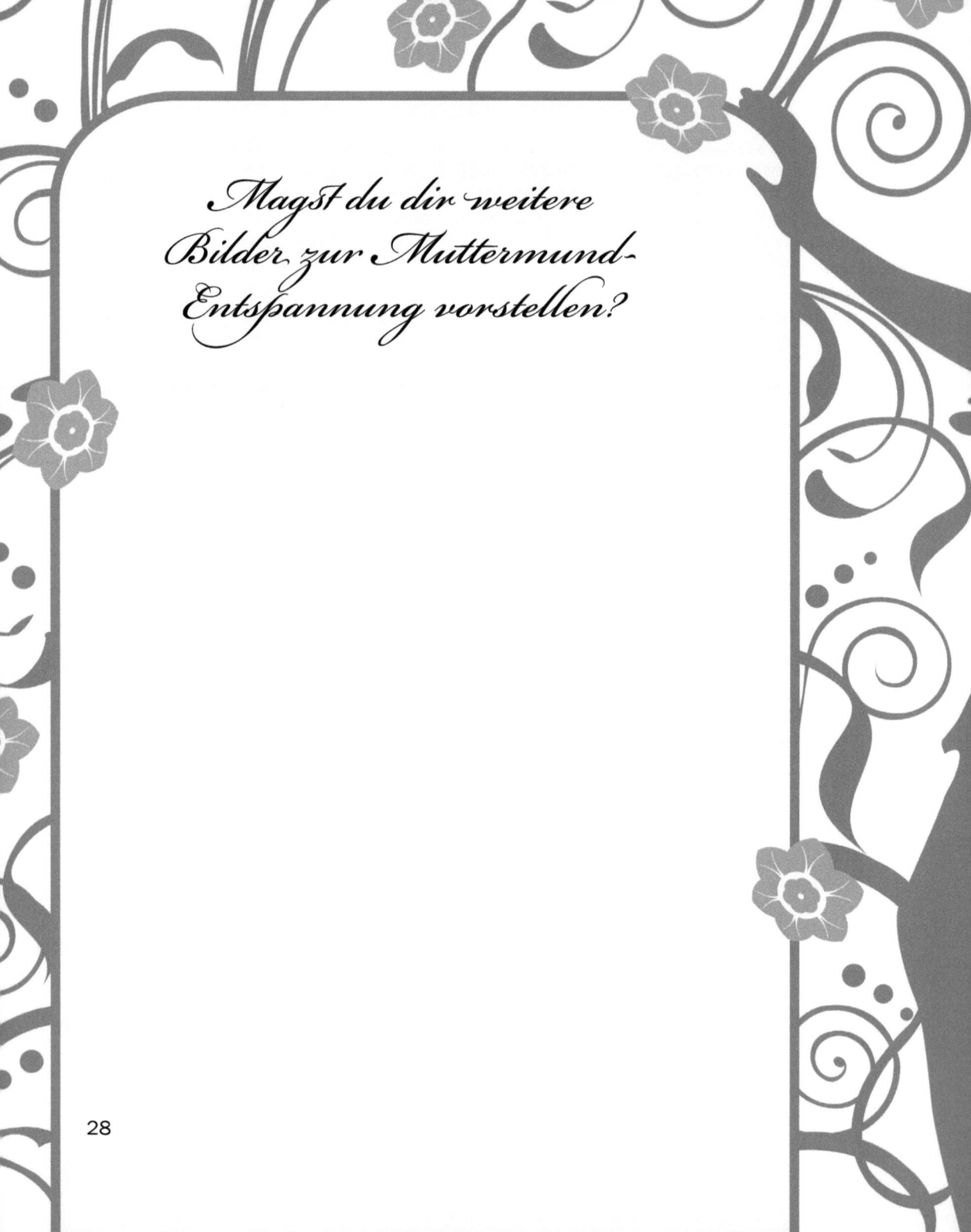

Magst du dir weitere
Bilder zur Muttermund-
Entspannung vorstellen?

Zeichne oder klebe sie
auf diese Buchseiten!

*Könnte die freie
Menstruation auch
bei dir funktionieren?*

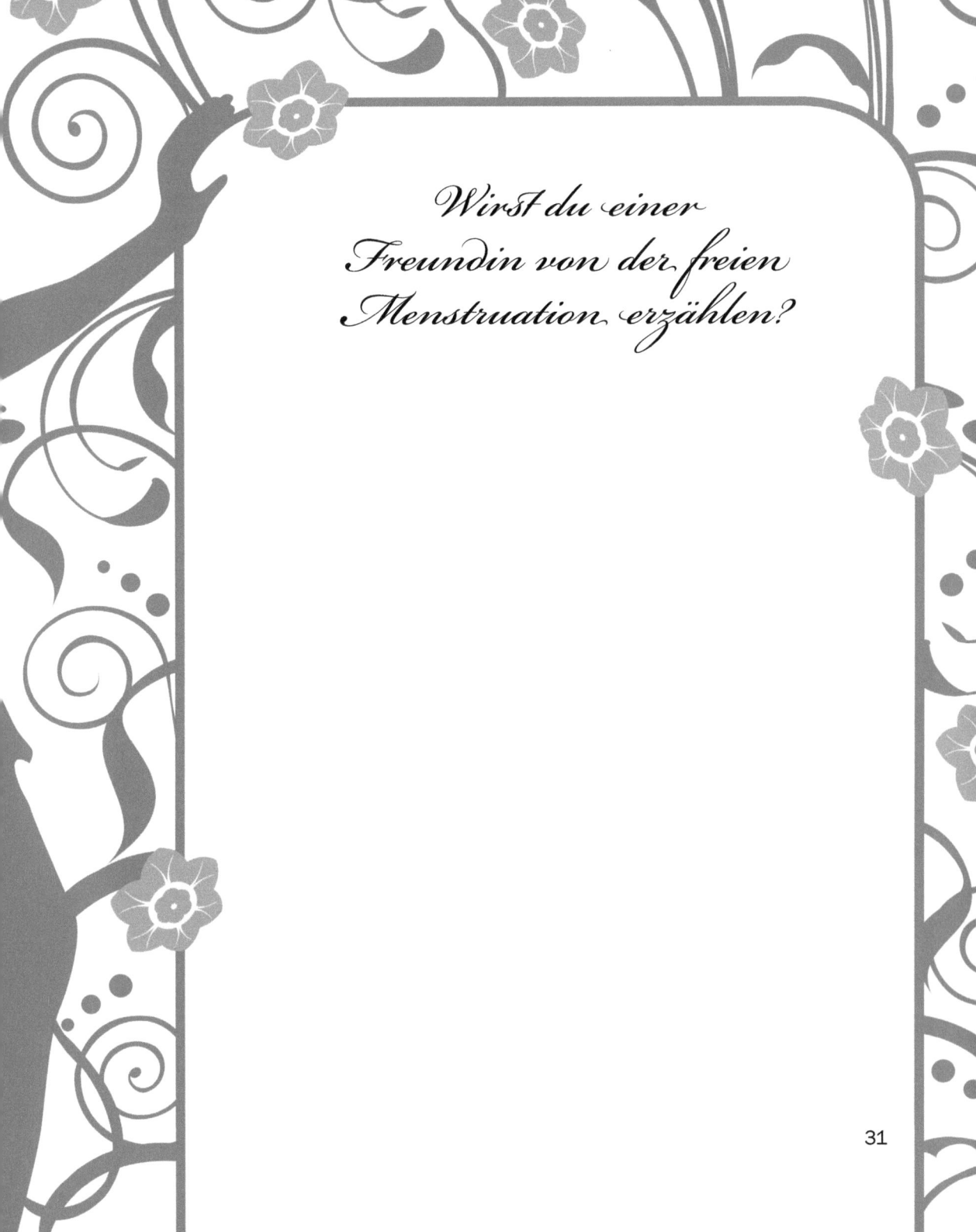

Wirst du einer
Freundin von der freien
Menstruation erzählen?

Praxis-Gedanken für den Alltag von Abfluss bis Zyklus

Abfluss: Das Abfließenlassen der Menstruationsflüssigkeit will geübt sein und erfordert regelmäßiges Training. Bleib am Ball und entdecke neugierig deinen Frauenkörper, denn er ist zu Dingen fähig, die du bislang vielleicht nicht vermutet hast. Wenn du anderen Frauen vom natürlichen Abfluss deines Menstruationsblutes erzählst, sei auf gespannte Gesichter und eventuell auch eigenartige Kommentare gefasst. Frauen unserer Zeit sind höchstwahrscheinlich mit der freien Menstruation nur wenig bis überhaupt nicht vertraut, es ist daher nicht verwunderlich, wenn sie dieses bislang unbeschrittene Neuland auf der Karte ihres Körpers noch nicht verzeichnet haben und daher davon ausgehen, es würde überhaupt nicht existieren.

Ausfluss: Übel riechender Ausfluss ist ein Hinweis darauf, dass sich deine Vaginalflora nicht wohlfühlt. Pilze lieben Zucker und stärkehaltige Produkte. Wenn es also juckt und übel riecht, dann beachte deine Ernährung und schränke den Zucker- und Weißmehlkonsum ein. Unter anderem ungesüßter Naturjoghurt, Sauerkraut und reichlich ungesüße Flüssigkeit können dir dabei helfen, das Scheidenklima zu neutralisieren und das schützende Säuremilieu zu fördern. Manche Frauen benutzen Naturjoghurt, den sie sich in die Scheide einführen, um die Vaginalflora zu stärken. Auch Binden oder hitzestauende sowie enge, reibende Unterwäsche bzw. unangenehm enge Hosen können die Neigung zu Ausfluss negativ beeinflussen. Finde heraus, was dir gut tut und worin du dich wohlfühlst. Der Spruch „Wer schön sein will, muss leiden" ist zwar bekannt, aber bei Frauenthemen verzichtbar. Du bist schön, ohne zu leiden.

Beckenboden: Wer von uns weiß schon genau, wo sein Beckenboden ist? Gesehen hast du ihn wohl noch nie, auch wenn er dich jeden Tag begleitet. Am Trampolin etwa kannst du sehr gut spüren, welche Regionen deines Körpers nach unten ziehen und aktiv von dir nach oben gezogen werden können – lass uns sagen, dass diese Bereiche deines Unterleibs jene spannenden Beckenbodenbereiche sind, die sehr gut von dir trainiert werden können.

Keine Angst vor einer vaginalen Geburt: Die richtige Geburtsposition (z.B. im Vierfüßlerstand) hilft dir dabei, den Beckenboden unter der Geburt nicht unnötig zu strapazieren. Verletzend auf den Beckenboden wirken sich jedoch sämtliche invasive, also unnatürlich eingreifende geburtshilfliche Maßnahmen aus, so z.B. Dammschnitte sowie Vakuum- oder Zangen-Extraktionen. Auch das in manchen Kliniken angeleitete, lang andauernde „Power-Pressen", womöglich in Käfer-Haltung auf dem Rücken liegend, ist nicht optimal und stresst deinen Beckenboden. Navigiere das Kind durch dich hindurch und verlasse dich nicht auf die Anweisungen außenstehender Personen, wenn es um deine inneren Empfindungen geht.

Mach dich selbst mit deinem Beckenboden vertraut und entlocke ihm herrliche Orgasmen – die wohl schönste und lohnendste Art, Beckenbodentraining zu betreiben. Übrigens: Auch für Männer ist Beckenbodentraining nicht verboten – im Gegenteil! Auch der männliche Orgasmus kann durch einen starken Beckenboden stärker und die Erektion verbessert werden.

Blähungen: Du hast Regelschmerzen und zu allem Überfluss auch noch Blähungen? Das ist besonders gemein, denn im Darm eingeschlossenes Gas kann ziemliche Schmerzen verursachen. Bei der freien Menstruation wirst du jedoch eventuell feststellen können, dass deine Blähungen nachlassen oder sogar ganz verschwinden. Die Entspannung in deinem Unterleib sorgt dafür, dass nicht nur die Gebärmutter ungehindert ihre Arbeit verrichten, sondern dass auch der Darm wohltätig werken kann. Speziell wenn du bislang einige Zeit deiner Periode verkrümmt verbracht hast, um die Schmerzen zu lindern, wird sich dein Darm über eine aufrechte Streckung freuen und braucht keine unnötigen Gasreserven mehr in sich verschlossen zu halten. Wenn du während deiner Periode pupsen musst, dann tu dies mit bestem Gewissen. Lass das lästige Gas entweichen und freu dich, wenn die Blähungen nur noch heiße Luft sind.

Blut und Schleim: Steh langsam auf, wenn du deine Menstruationsflüssigkeit abgelassen hast, denn es wird wahrscheinlich noch ein zähflüssiger Blutfaden aus dir herausrinnen. Diesen möchtest du höchstwahrscheinlich nicht über deine Kleidung oder die Toilette verteilt haben. Daher lass ihn in der Hockstellung abtropfen oder fange ihn mit Toilettenpapier auf. Wenn weiterhin Blut nachkommt, bleib noch eine Weile sitzen bzw. hocken und gönn dir Ruhe. Durch gezieltes Mitschieben kannst du lernen, das momentan vorhandene Sekret fast gänzlich zu entleeren und den Blutfaden abreißen zu lassen. Den Rest erledigt dann ein gewöhnliches Blatt Toilettenpapier.

Dauer: Wie lange es dauert, bis deine jeweils zur Verfügung stehende Menstruationsflüssigkeit abgeflossen ist, hängt vom Zyklustag ab sowie von deiner persönlichen Konstitution. Die Schleim-Blut-Kombination läuft während der Periode scheinbar ungehindert nach, weil der Tampon, die Binde oder der Menstruationsbecher dauernd mit Blutschleim gefüllt werden oder damit vollgesaugt sind. Als geübte Praktikantin der freien Menstruation wirst du aber feststellen, dass dir deine Gebärmutter bei der bewussten Ausscheidung der Menstruationsflüssigkeit behilflich ist und du ihre und deine Kompetenz stärken kannst. Mittels geburtsähnlicher Wellenbewegungen – die du bislang womöglich als Schmerzen interpretiert hast, die du mit einiger Übung aber wohldosiert, produktiv und (nahezu) schmerzfrei für dich arbeiten lassen kannst – gibt die Gebärmutter mehr und mehr Sekret frei und säubert sich so von innen heraus. Es ist interessant und spannend zugleich, dem Blutgemisch beim Abfließen zuzuschauen, und du wirst feststellen, dass manchmal mehr oder weniger Blut oder Schleim bzw. Schleimhautreste enthalten sind. Auch die normale Scheidenflüssigkeit mischt sich unter die Menstruationsflüssigkeit. Warte bei der freien Menstruation daher nicht auf eine absolute Trockenheit deiner Scheide, sondern nur auf einen relativen Stopp des Sekrets, der so beschaffen ist, dass deine Unterhose nicht blutig wird und die Menstruationsflüssigkeit in dir bis zur nächsten Abholung durch dich gelagert wird.

Eierstockbeatmung: Auch deine Eierstöcke mögen – wenngleich sie nach außen hin nicht sichtbar und für viele Frauen, wenn überhaupt, dann nur zur Eisprungzeit spürbar sind – etwas gehätschelt werden. Sie leisten eine famose Aufgabe und machen dich regelmäßig fruchtbar! Also gönn ihnen ein wenig Massage, und wenn du diese auch unterwegs beim Einkaufen oder beim Autofahren durchführen möchtest, so brauchst du nicht mal deine Hände dazu. Es reicht dann aus, deine Eierstöcke kräftig zu beatmen. Probier dazu das Folgende: Atme tief in deinen unteren Bauch aus, und zwar in drei Stößen, so dass sich die Bauchdecke dreifach nach innen senkt. Dies ist die Phase, wo deine Eierstöcke „massiert" werden. Warte nun etwa zwei bis drei Sekunden und atme dann langsam ein, wodurch sich deine Bauchdecke hebt. Warte ein kleines Weilchen, und beginne dann erneut mit der fortschrittlichen Eierstockbeatmung. Um eine Wirkung, zum Beispiel zum Einpendeln eines unregelmäßigen Zyklus, zu erreichen, brauchst du jedoch Geduld. Hier kann es erforderlich sein, mehrmals täglich über ca. 10 Minuten die Eierstockbeatmung durchzuführen, und zwar über einen Zeitraum von etlichen Monaten. Das Gute daran, selbst wenn dein Zyklus schön regelmäßig ist: Neben der Eierstockmassage strafft sich auch deine Bauchdecke. Vielleicht hast du während des stoßweisen Ausatmens sogar das Bedürfnis, deinen Muttermund nach oben zu ziehen – dann hör auf deinen Körper und tu es. Gönn auch deinem Muttermund etwas Gymnastik.

Empfindlichkeit: Vielleicht hast du bereits festgestellt, dass du während der Regelblutung in der Scheide besonders empfindlich bist und lieber keine Fremdkörper einführen möchtest. Dann ist die freie Menstruation sehr gut für dich geeignet, denn deine Scheide bleibt hierbei frei von innerlichen Irritationen. Sie trocknet auch nicht aus, da du auf Tampons (je nach Belieben weitgehend oder vollständig) verzichtest und auch keinen Menstruationsbecher mehr benötigst. Auch die Beeinträchtigung durch (Plastik-)Binden fällt weg, denn als Praktikantin der freien Menstruation reichen dir als Back-up für gewöhnlich ein paar Blatt Toilettenpapier oder dünne Slipeinlagen ohne Plastikfolie.

Fruchtbarkeit: Als junges Mädchen die Fruchtbarkeit in Form der ersten Regelblutung für sich zu entdecken, ist phantastisch und aufregend zugleich. Vielleicht möchtest du dieses Geheimnis erst einmal für dich behalten oder nur mit der besten Freundin besprechen? Vielleicht ist aber auch deine Mutter eine sehr gute Vertraute, und du weihst sie in dein Jungmädchen-Frausein ein. Frag sie, wie sie das Einsetzen der Regel für sich erlebt hat und wie die Möglichkeit, fruchtbar zu sein, sie in ihrem Leben begleitet hat. Wichtig zu wissen: Auch über die Wechseljahre hinaus sind deine Gebärmutter und die Eierstöcke wertvolle Begleiter. Wundervolle Gebärmutter-Orgasmen können dich so lebenslang in innere Schwingungen versetzen, und selbst wenn du später einmal keinen Eisprung mehr hast und kein Kind mehr wirst empfangen können, so produzieren deine Eierstöcke dennoch wichtige Hormone, die dich als vollreife Frau altern lassen. Gebärmutter und Eierstöcke sind durch nichts zu ersetzen.

Hormonelle Verhütung: Hormonelle Verhütung (Hormonpille, Hormonspirale, Hormonimplantate und Ähnliches) ist nicht ohne Nebenwirkungen. Sie bietet außerdem keinen Schutz vor Infektionskrankheiten und, je nach Anwendungsfehler (z.B. vergessene Pilleneinnahme, Krankheit, Wechselwirkungen mit anderen Medikamenten), auch nur bedingten Schutz vor einer unerwünschten Schwangerschaft. Dein Zyklus als Frau ist nicht nur für die Regel „da", sondern an ihm kannst du auch deine fruchtbaren und unfruchtbaren Tage ablesen und mit etwas Übung genauer eingrenzen. Mittels Zyklusbeobachtung und dem Führen eines Menstruationskalenders kannst du deinen Körper besser kennenlernen und bist Frau über dich selbst. Ein günstiges Digitalthermometer gibt es in jedem Drogerieladen oder in der Apotheke, weiterhin benötigst du nur Papier, einen Stift bzw. ein elektronisches Erfassungsgerät (spezieller Zykluscomputer, PC und Software, Mobiltelefon mit geeigneter Zyklus-App) sowie Fingerspitzengefühl für die Analyse deines Scheidenschleims. Geeignete Lektüre macht dich mit der sogenannten „sympto-thermalen Methode" zur Empfängnisregelung (auch „natürliche Familienplanung" genannt) vertraut. Aber auch hier gilt: Ein Schutz vor Infektionskrankheiten besteht nicht. Kondome schützen dich bei sachgemäßer Verwendung weitgehend, aber ebenfalls nicht restlos sicher vor einer ungewollten Schwangerschaft oder einer Infektion.

Inkontinenz: Dein Harn tröpfelt aus dir heraus, obwohl du nicht auf der Toilette sitzt? Sofern keine körperlichen Ursachen – z.B. in Form einer Blasenverletzung – für diesen höchst unangenehmen Zustand vorliegen, beginne mit dem Blasen- und Beckenbodentraining. Auf der Toilette kannst du deinen Harn gezielt anhalten und wieder fließen lassen – ähnlich der freien Menstruation, bei der du bewusst Menstruationsflüssigkeit staust und anschließend entleerst. Einige Minuten auf dem (Zimmer-)Trampolin – wenn du möchtest, mit halbvoller Blase – können dir gut vor Augen führen, welche Muskel- und Gewebepartien deines Körpers eine Stärkung und Straffung benötigen. Es ist nie zu spät, mit dem Trampolinspringen zu beginnen, und selten zu früh – auch Kleinkinder haben damit ihren Spaß. Speziell ausgebildete Therapeuten können dir außerdem dabei helfen, das Gefühl für die gezielte, bewusst gesteuerte Blasenentleerung wiederzugewinnen. Sprich mit deiner Krankenkasse, ob sie die Behandlungskosten dafür übernimmt.

Intervall: Kannst du genau sagen, wie oft du täglich auf die Toilette musst? Vermutlich nicht, denn dies ist unter anderem davon abhängig, wie lange du schläfst, wie viel du trinkst und wie oft und sehr du dich bewegst. Ebenso verhält es sich mit den geeigneten Intervallen zum Ablassen deiner Menstruationsflüssigkeit. Je nach Regeltag werden sich die Intervalle zum Aufsuchen der Toilette verändern, wobei du an den ersten, starken Tagen wohl häufiger das Bedürfnis für eine Entleerung verspüren wirst als gegen Ende der Periode. Höre in dich hinein und finde heraus, welche Intervalle von Regeltag zu Regeltag für dich geeignet sind. Und wenn du einmal einen „Unfall" in der Hose hast, weil du dein Intervall „verpasst" hast: Sei nicht traurig – vielleicht ist auch schon einmal ein konventionelles Produkt zur Menstruationshygiene undicht gewesen oder übergelaufen, was auch kein Drama war. Wenn du, vor allem in den ersten Regeltagen, aufgrund von festen Verpflichtungen oder toilettenfernen Terminen deine benötigten Intervalle voraussichtlich nicht einhalten können wirst, greife auf dir bekannte Produkte zur Menstruationshygiene zurück. Du sollst dich keinesfalls in einer Blutlache vorfinden oder deine Kleidung verunreinigen. Denk daran, dass die Menstruationsflüssigkeit so oder so abfließen wird: Entweder in die Toilette – oder woanders hin. Du kannst mit entsprechendem Training zwar einen gewissen zeitlichen Aufschub erreichen, aber sobald die Aufnahmekapazität deiner inneren „Bevorratung" überschritten ist, wirst du fühlen, wie die Flüssigkeit aus dir herausrinnt – schlimmstenfalls in die ungeschützte Unterhose und von dort aus weiter nach außen und unten.

Muttermund: Du weißt nicht, wo dein Muttermund ist? Nimm dir zu Hause ausreichend Zeit und ertaste ihn in deiner Vagina selbstständig, z.B. mit dem Zeigefinger. Während der unfruchtbaren Zeit fühlt er sich ähnlich an wie eine Knubbelnase und liegt weit hinten, während der Regel und in der fruchtbaren Zeit ist er weich und leicht geöffnet, also durchlässig, und guckt weiter nach vorne in Richtung „Ausgang". Die Position des Muttermundes verändert sich also je nach Zyklustag, und es ist besonders für junge Mädchen spannend, zu fühlen, was im Inneren des Körpers vor sich geht. Der Muttermund ist der untere

Teil der Gebärmutter und bietet durch seine Schleimproduktion einen gewissen Schutz vor Infektionen. Er kann, wenn du besonders viel Spaß am Sex hast, aber auch wie ein Saugmund wirken und die freilaufenden Spermien einfangen helfen, damit sie noch schneller zum Ei transportiert werden und es befruchten können.

Nächtliche Regelblutung: In der Regel brauchst du keine Angst davor zu haben, im Schlaf auszulaufen. Denn ähnlich deiner Harnblase geben auch die trainierte Gebärmutter und der trainierte Muttermund ein Signal, wenn sie voll sind und entleert werden müssen. Wenn du dennoch unsicher bist und vor allem anfangs dein oder ein fremdes Bett garantiert sauber haben willst, kannst du nachts entweder deine bisherigen Menstruationsprodukte verwenden oder eine Unterlage (Handtuch, professionelle Betteinlage) in dein Bett legen. Damit es nachts zuverlässig klappt, ist es jedenfalls wichtig, die Menstruationsflüssigkeit tagsüber gut entleert zu haben. Auch brauchst du einen geregelten Schlaf-Wach-Rhythmus, so dass dein Körper zuverlässig zwischen den verschiedenen Phasen unterscheiden kann.

Öffentliches WC: Manch stilles öffentliches Örtchen ist weder still noch angenehm, du wirst dir also zweimal überlegen, ob du dich auf die bereits häufig benutzte und evtl. zweifelhaft gereinigte Klobrille setzen möchtest, oder dich lieber mit einigem Abstand darüberhockst. In der Hockstellung trainierst du gleichzeitig deine Oberschenkelmuskulatur und auch ein wenig deine Bauchdecke, du machst also figurstraffende Gymnastik und lässt dabei deine Menstruationsflüssigkeit – und gegebenenfalls auch deinen Urin – abfließen. Beim Toilettenpapier im öffentlichen Raum kannst du dir angewöhnen, jeweils die ersten zwei Blätter unbenutzt zu entsorgen, damit der Abstand zur Vorgängerin vergrößert wird. Achte nach der freien Menstruation im öffentlichen WC bitte darauf, dass du keine Blutspuren im WC und auf der Toilettenbrille hinterlässt. Das wäre unfair der nächsten Benutzerin und auch der Reinigungsdame gegenüber. Eventuell entstandene Blutspuren kannst du mit Toilettenpapier oder Toilettenbürste einfach und rasch entfernen – eigene Blutspuren sind dein Eigentum, um das es sich zu kümmern gilt.

Orgasmus: Wie viel reicher das Leben wird, wenn frau ihn für sich „entdeckt"! Jeder Orgasmus ist einzigartig, und auch die Wege dorthin sind unterschiedlich. Sei erfinderisch und lass dich nicht stressen, weil es bei den anderen angeblich so einfach klappt. Je besser durchblutet das Gewebe ist, desto stärker wird dein Orgasmus sein. Daher liegt es in der Natur der Sache, dass der weibliche Orgasmus durchaus etwas Zeit in Anspruch nehmen darf – und nur dann für dich abrufbereit ist, wenn auch die Rahmenbedingungen stimmen. Während des Orgasmus spürst du die wechselnde An- und Entspannung deines Beckenbodens und, je nach Orgasmus-Typ, der Gebärmutter (auch in den Jahren nach den Wechseljahren, denn deine Gebärmutter ist nicht nur zum Kinderkriegen da!) und ihrer Nachbarschaft, der Klitoris sowie der Analgegend. Ja, auch der Darm kann, kräftig wie er ist, wunderbar starke Orgasmen hervorbringen, und diese sind keineswegs nur Männern vorbehalten. Im Ge-

genteil: Als Frau hast du den Vorteil, mehrere Orgasmen gleichzeitig oder aber hintereinander erleben zu können – an unterschiedlichen Stellen deines Körpers. Die freie Menstruation wird eventuell auch deine Orgasmen intensivieren, denn du hast keine „Tabuzone" mehr während der Regel, die temporär stillgelegt – ausgestopft oder ausgelegt – wird. Von nun an genießt du an jedem Tag des Monats deine volle Weiblichkeit – und wenn du möchtest, auch deinen Orgasmus. Wenn du bislang, mangels Zugang, die Regelzeit „ausgelassen" hast, so kannst du mittels freier Menstruation ab jetzt ausgelassen feiern, auch an den Tagen während der Tage. Bedenke aber, dass die Stimulation deiner Klitoris und deiner Scheide Gebärmutter und Muttermund in Schwingungen versetzt und sich somit die Blutung eventuell verstärken kann. Dies ist zwar durchaus nebensächlich, wenn du dich gerade am Sandstrand oder in der Badewanne befindest, macht andernorts aber eventuell eine Unterlage oder andere kreative Lösungen gegen mögliche Blutflecken erforderlich. Gegebenenfalls tut es ein gewöhnliches Handtuch, das Blut-Unfällen vorbeugt und mit dem du dich (und deinen Partner) auch diskret abputzen kannst.

PMS: Vor deiner Periode bist du launisch und irgendwie „anders" als sonst? Vielleicht trauern wir Frauen, hormonell bedingt, allmonatlich einer nicht eingetretenen Schwangerschaft hinterher, ob wir nun schwanger werden wollten oder auch nicht. Lass den (hormonellen) Überschuss raus, wenn dir danach ist, zum Beispiel in Form von Tränen oder anderen entlastenden Vorgängen. Dein Körper hatte alles vorbereitet, um dem befruchteten

Ei das ideale Nest zu bieten – und nun muss alles wieder abgebaut werden. Kehrt da vielleicht eine Enttäuschung des Körpers ein, die wir unbewusst „launisch" zum Ausdruck bringen? Verwunderlich wäre es jedenfalls nicht. Übrigens: Überlieferungen zufolge wurden bereits vor rund 3.500 Jahren von den Ägypterinnen gerollte Flachswickel als Tampons verwendet, etwa 500 Jahre vor Christi Geburt wurden in Leinen gewickelte Holzstücke als Tampon ähnliche Saugstücke benutzt[1]. Ist es da Zufall, dass der berühmte griechische Arzt Hippokrates (* um 460 v. Chr.; † 375 v. Chr.) die Stimmungsschwankungen vor dem Einsetzen der Regel als Folge eines verhinderten Abflusses des Menstruationsblutes erkannte?[2] Immerhin wurde schon damals gestaut und aufgehalten, was zumindest unnatürlich ist. Ob es auch ungesund ist, sei an dieser Stelle dahingestellt. Mit der freien Menstruation entfernst du innere und äußere Barrieren und lässt deinen Zyklus ungehindert passieren. Du brauchst in der Zeit vor der Regel weder Angst vor übermäßigen Regelschmerzen, Blähungen noch nächtlichen Blut-Attacken zu haben, denn deine Gebärmutter arbeitet in regem Einvernehmen mit dir. Auch dein Darm darf auf der Toilette Langzeit-Entspannungen durchführen, und bereits vor Eintritt der Nacht hast du bewusst ausreichend viel Menstruationsflüssigkeit abgelassen, so dass du trocken bis zur nächsten Toilettenpause kommst. Belohne dich mit guten Gedanken und verabschiede dich vom Wissen, vor der Regel sowieso „komisch" zu sein. Du bist eine Frau, und speziell für Männer sind die komplexen hormonellen Vorgänge in unserem Körper nur schwer nachzuvollziehen.

Reisen: Plane auf Reisen, bei denen du die freie Menstruation praktizieren willst, ausreichende Toiletten- oder Naturbesuche ein und erzähle deinen Reisepartnerinnen eventuell von deiner ungewöhnlichen Methode. Bei längeren Autofahrten wirst du vielleicht feststellen, dass du nicht so häufig den Drang verspürst, aufs Klo zu gehen. Wenn du dich nach einer Sitzpause jedoch wieder zu bewegen beginnst, kommt auch deine Menstruationsflüssigkeit in Gang und möchte aus dir herausfließen. Denk daran, dass du gerade menstruierst, damit du nicht ausläufst. Zur Sicherheit kannst du bei längeren Reisen, auf denen die Toilettensituation unklar ist, bewährte Menstruationsprodukte mit dir führen, welche du nach Bedarf verwendest.

Schmerzmittel: Du hast so starke Regelschmerzen, dass du auf Schmerzmittel zurückgreifen musst? Konventionelle Schmerztabletten unterdrücken zwar den Schmerz, aber sie beseitigen nicht die schmerzende Ursache. Dies ist besonders dann auch psychologisch gesehen belastend, wenn du weißt, dass du monatlich auf Schmerzmittel angewiesen sein wirst, um deine schmerzvoll wiederkehrende Regel zu überstehen. Wenn du mit der freien Menstruation beginnst, verzichte bewusst auf diverse bisher eingenommene Schmerzmittel. Werde dir deiner vollen Körperlichkeit bewusst und lerne, negativ empfundene Schmerzgefühle in produktive Körperarbeit umzuwandeln. Wie das geht? Bejahe die Ausscheidungsvorgänge in dir. Stell dir vor, wie deine Gebärmutter ihre Muskeln spielen lässt und in raupenähnlichen Bewegungen eine monatliche Selbstreinigung durchführt. Motiviere deine Gebärmutter dazu, diese Reinigung in Absprache mit dir relativ rasch und schmerzfrei durchzuführen, und besprich dich mit deinem Muttermund, damit er dir weichlippig und unverkrampft entgegenkommt. Streichle im Bett über deinen Bauch und danke deinen Organen für die konstruktive Zusammenarbeit – es sind deine treuen, angeborenen Mitarbeiterinnen, und als Chef einer erfolgreichen Firma würdest du zuverlässiges Personal wohl auch regelmäßig loben, nicht wahr? Gut, dass du deiner Gebärmutter und deinem Muttermund kein Gehalt zahlen musst, denn sie leisten unschätzbar wichtige Arbeit für dich: Bei Tag und bei Nacht, sogar an Wochenenden und gesetzlichen Feiertagen, deine Organe sind stets zu Diensten.

Schwangerschaft und Geburt: Die Schwangerschaft ist keine geeignete Zeit, um die freie Menstruation zu praktizieren, denn du wirst hier voraussichtlich nur selten oder überhaupt nicht bluten. Aber in der Schwangerschaft kannst du, falls du schon vorher die freie Menstruation für dich genutzt hast, vor allem im Hinblick auf die Geburt all jenes brauchen, was du bislang von dir erfahren und gelernt hast. Du weißt, wie du dich innerlich an- und entspannen kannst. Du weißt auch, wie du deinen Muttermund weichlippig ansprichst, damit er unverkrampft monatlich Menstruationsflüssigkeit durch sich hindurchfließen lässt. Vielleicht hast du bemerkt, dass du – während du auf der Toilette sitzt und auf Ausscheidungen wartest – gerne ein Bild in einer Zeitschrift oder ein Muster am Boden immer wieder intensiv anstarrst und darin geradezu verschwindest. Könnte es sein, dass du dich unbewusst selbst hypnotisiert hast, um deinen automatischen Körpervorgängen nicht

denkenderweise in die Quere zu kommen? Nutze deine Kenntnisse um das Loslassenkönnen auch für die Geburt, tauche ab und genieße den Hormonrausch. Es gibt Frauen, die laut eigener Aussage komplett schmerzfrei geboren haben. Vielleicht glaubst du es, wenn du – nach ehemals schmerzhaften Jahren mit starken Regelbeschwerden – durch die freie Menstruation keine Periodenschmerzen mehr erleiden musst. Die Organe für das Auslassen der Menstruationsflüssigkeit und für das Auslassen des Kindes sind genau dieselben. Freilich, das Kind ist ungleich größer – aber dein Frauenkörper ist ein äußerst dehnbares Konstrukt, und von normaler Gymnastik weißt du vielleicht, dass langsame Dehnungen nicht wehtun müssen und oft gedehnte Körperpartien sich leichter dehnen lassen als untrainierte Stellen. Nutze die freie Menstruation also auch im Hinblick auf eine möglichst schmerzarme Geburt, wenn du mit deinem Kinderwunsch schwanger bist, und trainiere auch im unschwangeren Zustand Gebärmutter und Muttermund. Nicht zuletzt dein Orgasmus wird es dir danken.

Schwimmen: Eventuell gehst du mit speziellen Schwimm-Tampons oder normalen Tampons ins öffentliche Schwimmbad, es kann aber auch sein, dass dir vor allem in der Anfangszeit der Periode so gar nicht nach Schwimmen zumute ist. Dann höre auf deinen Instinkt und bleib dem Wasser fern. Das Meer ist jedoch, im Gegensatz zu einem öffentlichen Schwimmbad, groß genug und biologisch clever eingerichtet, so dass es ein paar Milliliter deiner Menstruationsflüssigkeit schadlos aufnehmen kann. Daher darfst du dich beim nächsten Strandurlaub bewusst auf deine Regel freuen und die freie Menstruation im Salzwasser praktizieren, ohne auf Tampons oder Binden angewiesen zu sein.

Sex: Bei Sex während der Menstruation kannst du, je nach Stellung, eine rote Überraschung erleben. Entscheide selber, welche Maßnahmen du für den Wäsche- und Wohnungsschutz als angemessen erachtest. Es kann hilfreich sein, vor dem Sex die freie Menstruation zu praktizieren und die Menstruationsflüssigkeit nochmals gründlich abzulassen. Dennoch wird weiterhin rotgefärbte Menstruationsflüssigkeit nachkommen, die – vermischt mit Sperma – dann aus dir herausrinnt. Das ist zwar nicht eklig, kann aber schmierige Blutflecken verursachen, die du mit kaltem Wasser auswaschen solltest, damit sie nicht als hässliche Dauerflecken ins Gewebe kriechen. Vermeide es, während des Sex normalgeformte Menstruations-Tampons zu verwenden, um das Blut aufzufangen! Längliche Tampons können durch den während der Periode leicht geöffneten, weichen Muttermund auch bei Frauen ohne vorherige vaginale Geburtserfahrung in den Gebärmutterhals rutschen. Zwar hat jeder Tampon ein Rückholbändchen, aber auf Experimente dieser Art solltest du dich nicht einlassen. Für den Sex während der Regel gibt es übrigens speziell geformte, weiche Tampons, die ringförmig sind. Eventuell leistet dir auch ein Diaphragma geeignete Dienste, das du während der Regel weniger zur Verhütung (nach Temperaturabfall gelten die ersten 6 Tage der Regel landläufig als „unfruchtbar") als viel mehr zum Auffangen der Menstruationsflüssigkeit während des Sex verwendest.

Sommer: Besonders im Sommer sind muffelnde, wärmestauende Binden unangenehm, und das Gefühl von Plastik oder einer dicken Einlage an der Haut ist auch nicht jederfraus Sache. Für die freie Menstruation kannst du dir als Anfängerin und auch als erfahrene Praktikantin eine dünne, plastikfreie Slipeinlage in die Unterhose legen. Diese zeichnet sich nicht unter dem Sommerkleid oder der engen Sommerhose ab. Vergiss aber nicht deine regelmäßigen Toilettenbesuche, denn du möchtest keinen roten Fleck im Schritt haben! Wenn du noch unsicher bist, dann greif im Zweifelsfall auf deine bislang verwendeten Menstruationsprodukte zurück – und lerne Schritt für Schritt, deinem Körper noch besser zu vertrauen. Das beste Gespür für sich ankündigende Menstruationsflüssigkeit erhältst du, wenn du keine Barrieremethode in deiner Unterhose „eingebaut" hast (mit Ausnahme einer sehr dünnen Slipeinlage oder einiger Blätter Toilettenpapier).

Stillen: Für dich als stillende Mutter, die ihre Regel wieder bekommen hat, kann die freie Menstruation eine sehr gute Entscheidung sein. Die Geburt hat das Höchste von deinem Körper abverlangt, also spende auch du ihm Aufmerksamkeit und hilf ihm dabei, wieder in Form zu kommen. Bei der freien Menstruation geht es nicht nur um die Vermeidung starker Regelschmerzen, sondern vor allem auch um das Bewusstmachen der inliegenden Körpergegenden in deinem Unterleib. Müttern fehlt nicht selten der Bezug zu ihrem Beckenboden, aber auch zu ihrer veränderten Sexualität. Entdecke eine weitere Facette von dir in Form der freien Menstruation und stärke dabei Muttermund, Gebärmutter und umliegende Muskulatur. So gesehen ist die freie Menstruation als eine spezielle Art der Rückbildungsgymnastik zu betrachten, die von geübten Praktikantinnen auch gegen eine mögliche Gebärmuttersenkung eingesetzt werden kann.

Stress: Stress dich nicht mit der soeben von dir entdeckten freien Menstruation! Besonders, wenn du mit Kleinkindern beschäftigt, an Termine gebunden, übermüdet oder gesundheitlich angeschlagen bist, mag es sein, dass gerade nicht der ideale Zeitpunkt dafür gekommen ist, die freie Menstruation zu praktizieren. Vielleicht möchtest du aber gerade jetzt damit beginnen, um endlich die Regelschmerzen in den Griff zu bekommen? Wähle je nach Lust und Laune, und selbst wenn du dich nach einiger Zeit wieder gegen die freie Menstruation entscheidest, warst du einmal mit dem Gedanken daran befasst und hast deinen Körper eventuell an einigen Stellen neu kennengelernt.

Toilettenpapier: Klopapier ist dein regelmäßiger Helfer und fast überall verfügbar. Als etwas erfahrene Praktikantin der freien Menstruation kannst du schon bald deine bislang verwendeten Menstruationsprodukte durch einige Blätter Toilettenpapier ersetzen, um den – speziell an den ersten, starken Tagen – manchmal nachhängenden Bluttropfen zu entgehen und deine Wäsche zu schützen. Toilettenpapier ist billiger als diverse professionelle Einlagen: Falte einige Blätter wunschgemäß, und schon hast du einen raschen, saugfähigen Tropfstopp für zuhause und unterwegs. Nur Schwimmen wirst du damit nicht können.

Trampolin: Ein Trampolin – ein großes im Garten oder ein Mini-Trampolin im Zimmer, es gibt kleine, leicht verstaubare Varianten von etwa einem Meter Durchmesser, und auf Flohmärkten oder in (Internet-)Börsen werden immer wieder welche sehr günstig angeboten – ist ein sehr gutes Beckenboden-Trainingsgerät, das obendrein Spaß macht und beim Schwitzen und Ausdauertraining hilft. Probier doch einfach einmal, mit halbvoller Blase darauf zu hüpfen – klappt das ohne Probleme oder hast du, z.B. nach einer Geburt, das Gefühl, (fast) in die Hose zu machen? Dann erschrickst du vielleicht, kannst aber den Schreck zu deinem Vorteil nützen: Beim Trampolin-Hüpfen spürst du nämlich ziemlich genau, wohin der Blasen- und Gebärmutterdruck geht und welche Regionen in deinem Unterleib du anspannen musst, damit nichts durchläuft. Schon hast du deinen Beckenboden dabei ertappt, gestärkt zu werden, und wirkst außerdem einer Gebärmuttersenkung aktiv entgegen. Übrigens solltest du in den ersten Wochen nach einer Geburt noch nicht Trampolin hüpfen, nur weil du von den Vorteilen gelesen hast. Gib deiner Gebärmutter bitte Zeit, sich in Ruhe zurückzubilden, und verlange von deinem Körper keine Heldentaten. Er hat ein Kind geboren, und wieder in eine dir angenehme, körperbewusste Form zu finden, kann von Frau zu Frau unterschiedlich lange dauern. Du wirst selbst sehr gut spüren, wann du bereit für deine – am besten tägliche – Ration Trampolinspringen bist. Als Praktikantin der freien Menstruation kannst du auch während der Regel frei springen und deine Menstruationsflüssigkeit kontrollieren.

Vorsicht: Schütze dich und deinen Partner vor ansteckenden Geschlechtskrankheiten! Bei Sex während der Regel ist Blut fast immer mit von der Partie und somit auch die Gefahr einer Ansteckung vorhanden, falls du Erreger in dir trägst oder dein Partner dies tut. Leider bieten auch Kondome keinen 100-prozentigen Schutz vor Geschlechtskrankheiten bzw. einer unerwünschten Schwangerschaft. Gesundheit und (sexuelle) Treue sind daher nach wie vor hoch einzuschätzen beim (sexuellen) Umgang miteinander. Als Frau wirst du nach einer sexuellen Begegnung eventuell schwanger, nicht dein Partner. Mit allen damit verbundenen Konsequenzen.

Wärme: Wärme ist günstig und gut bei Regelschmerzen, und selbst wenn du durch die freie Menstruation fast keine Regelschmerzen mehr verspürst, kann es sein, dass du zumindest das Bedürfnis hast, die Füße warm zu halten. Bettsocken spenden in der Nacht wohlige Wärme, auch tagsüber braucht es dir nicht peinlich zu sein, mit dicken Wollsocken herumzulaufen oder ein Dinkel- oder anderes Wärmekissen auf deinen Bauch oder hinters Kreuz zu legen. Auch die klassische Wärmeflasche oder, falls vorhanden, ein kuscheliges Haustier sind hilfreiche Wärmespender.

Weichspüler: Sex an den Tagen vor den Tagen kann erleichternd wirken, nicht nur für den Mann, sondern vor allem auch für die Frau. Unter anderem die Prostaglandine im Sperma des Mannes bewirken, wenn sie auf den Muttermund treffen, dass sich dieser leichter eröffnen kann. Sie wirken gefäßerweiternd und können auch bei einer echten Geburt dienlich sein, wenn der Körper Wehen machen möchte, um das vollständig ausgereifte Kind zu gebären.

Wochenfluss: Das Blut des Wochenflusses hat eine andere Ursache als das Blut der Periode, denn nach der Geburt blutet jene Stelle, an der sich die Plazenta innerhalb der Gebärmutter gelöst hat. Je nach Heilungsvorgang dauert der Wochenfluss länger oder kürzer. Nach einer vaginalen Geburt, auch wenn diese verletzungsfrei verlaufen ist, fehlt dir in den ersten Tagen und Wochen eventuell noch das richtige Gespür für deinen Unterleib. Alles hat sich verändert, und die „Kommunikation" mit Gebärmutter, Muttermund und Scheide ist eine andere geworden. Vielleicht gelingt es dir auch während der Zeit des Wochenflusses, zumindest teilweise einen „freien Wochenfluss" zu praktizieren. Komplett auf Vorlagen wirst du aber wohl nicht verzichten können. Probiere aus, was dir gut tut und wonach dir ist. Jedenfalls ist es sinnvoll, das Gespräch mit deinem Unterleib baldmöglichst wieder aufzunehmen und deinen Beckenboden zu stärken. Verlange aber nicht zu viel von dir und bestimme dein ureigenes Tempo. Als Wöchnerin solltest du dich von allen verfügbaren Kräften verwöhnen und umsorgen lassen. Genieße die Zeit des Wochenbettes und gib anstrengende Aufgaben bewusst an andere ab, sofern es sich einrichten lässt. Für das Kind zu sorgen und es zu stillen, ist Herausforderung genug.

Zwischenblutung: Eine Zwischenblutung kann verschiedene Ursachen haben: Hattest du Stress? Verwendest du hormonelle Verhütungsmittel? Bist du schwanger? Stillst du? Durch das Führen eines Menstruationskalenders besteht für dich die Möglichkeit, zu sehen, ob du einen regelmäßigen Temperaturverlauf hast und – wenn du keine hormonelle Verhütung einsetzt – ob ein Eisprung stattfindet. Nach diesem steigt die Temperatur deutlich an und bleibt dann ca. 14 Tage in einer stabilen Hochlage. Bleibt deine Aufwachtemperatur darüber hinaus dauerhaft in einer stabilen Hochlage und handelt es sich nicht um Fieber, bist du höchstwahrscheinlich schwanger. Ist deine Temperaturkurve „Kraut und Rüben", so kannst du dich beispielsweise mit einer Hebamme oder einer Ärztin / einem Arzt deines Vertrauens bzw. TherapeutIn oder HeilpraktikerIn besprechen, falls du diese Situation als belastend empfindest oder sich der langersehnte Kinderwunsch mangels Zykluszuverlässigkeit nicht einstellen mag.

Zyklus: Die Beobachtung deines Zyklus kann mittels eines Menstruationskalenders erfolgen – für die rasche Information reicht es der geübten Frau eventuell auch aus, sich am ersten und letzten Regeltag sowie am gefühlten Eisprung zu orientieren. Eventuell bemerkst du, dass sich durch die freie Menstruation und das bewusste Zyklusbeobachten dein Zyklus normalisiert und sich die Blutungsdauer verkürzt. Dies wäre nicht verwunderlich, denn du sprichst nun regelmäßig mit deiner Gebärmutter und scheidest die Menstruationsflüssigkeit aktiv aus, anstatt auf das passive Aufsaugen oder Auffangen zu warten. Die Gebärmutter wird, derartig zur Mitarbeit angeregt, trainiert und erfährt so ebenfalls mehr Übung im Umgang mit der regelmäßigen Flüssigkeitsabsonderung. Als erfahrene Praktikantin der freien Menstruation bist du mit deinen inneren Frau-Organen in einem intensiven Dialog und verlässt dich auf deine natürlichen Körperempfindungen. Herzlichen Glückwunsch!

Zitierte Quellen:

1   http://www.ikw.org/pdf/broschueren/C_Infodienst_Frauenhygieneprodukte.pdf, abgerufen am 23. April 2011.

2   „Der Zusammenhang zwischen seelischem Befinden, insbesondere aber bestimmten Störungen und dem Menstruationszyklus ist seit langem bekannt. Hippokrates erklärte vor rund 2.500 Jahren die Stimmungsschwankungen in Abhängigkeit von der Monatsblutung als Folge eines ‚verhinderten Abflusses des Menstruationsblutes'." http://de.wikipedia.org/wiki/Pr%C3%A4menstruelles_Syndrom, abgerufen am 23. April 2011.

Regelstart, Kinderwunsch und Verhütung

Woher weißt du, wann die Regel beginnt? Vielleicht bist du eine derjenigen Frauen, die ein untrügliches Gespür dafür haben, wann ihre Regel einsetzt. Vielleicht wirst du aber auch regelmäßig durch deine Blutung überrascht und ärgerst dich, weil du wieder einmal nicht mitbekommen hast, wann es so weit ist. Das Führen eines Menstruationskalenders kann dir unkompliziert Auskunft darüber geben, wann in etwa die nächste Regelblutung einsetzt. Notiere deine morgendliche Aufwachtemperatur, bevor du geturnt, gefrühstückt oder Zähne geputzt hast, am besten noch während du im Bett liegst. Sobald deine Temperaturkurve deutlich abfällt, setzt die Regel ein und das unbefruchtete Ei wird, eingebettet in reichlich Menstruationsflüssigkeit, ausgeschieden.

Auf den folgenden Seiten kannst du mittels Temperaturmessen deinen Menstruationskalender führen und gleichzeitig die Beobachtung deines Körpers perfektionieren. Du wirst feststellen, dass spätes Ins-Bett-Gehen oder Alkoholkonsum am Vorabend deine Aufwachtemperatur verfälschen und in die Höhe treiben. Aber mit ein bisschen Übung bist du schon bald ein Regel-Profi und lässt dir nichts mehr vormachen, was deinen weiblichen Zyklus angeht.

Praktischerweise kannst du deinen Menstruationskalender bei Bedarf auch zur Verhütung oder zum Kinderwunsch einsetzen. Für die Verhütung einer Schwangerschaft darfst du an den Tagen vor dem Eisprung bis einige Tage nach dem Eisprung keinen Sex mit Spermiengabe mehr haben. Für die Erfüllung eines Kinderwunsches solltest du genau an jenen Tagen mit deinem Partner aktiv sein. Der Beginn der fruchtbaren Zeit kündigt sich meist durch Scheidenschleim an, der nach und nach besser spinnbar wird und sich um die Eisprungzeit herum ähnlich wie Eiklar anfühlt. Der aufgebaute Gebärmutterschleim möchte, falls dein Ei unbefruchtet geblieben ist, wieder abgelassen werden – daher wirst du in deinem Menstruationsblut auch reichlich Schleim entdecken können.

Praxis-Tipp: Auch für den PC und das Mobiltelefon gibt es, je nach Software, unterschiedliche elektronische Menstruationskalender, in welche du deine gemessenen Aufwachtemperaturen sowie Schleimkonsistenz und andere Beobachtungen eintragen kannst. Eine Internet-Recherche zum Thema „sympto-thermale Verhütung" oder „natürliche Familienplanung" kann dir hilfreiche Ergebnisse liefern. Auf weiterführenden Informationsseiten und in geeigneten Büchern lernst du für den Fall der gewünschten natürlichen Verhütung oder bei Bestehen eines Kinderwunsches auch, deine fruchtbaren und unfruchtbaren Tage noch genauer einzugrenzen.

Mein
Menstruationskalender

Muster-Zyklus

Po ☒
Scheide ☐
Mund ☐
Ohr ☐

Zyklusbeginn (1. Tag der Periode) am: __25__ . __04__ . 20 __11__   Thermometer: _Digital_

25.04.2011	26	27	28	29	30	1	2	3	4	5	6	7	8	9	10	11	12	13	14	15	16	17	18	19	20	21	22	23	24	25	26	27	28	29	30	31	1	2	3
Zyklus-Tag	1	2	3	4	5	6	7	8	9	10	11	12	13	14	15	16	17	18	19	20	21	22	23	24	25	26	27	28	29	30	31	32	33	34	35	36	37	38	39	40
Blutung	▓	▓	▓	▓	▓																									▓										
Sex (X)		X	X	X																X			X	X		X	X X												
Schleim f = feucht k = klebrig s = spinnbar						∅	∅	f	f	k	k	s	**S**	s	s	k	k	∅	∅																					
Eisprung (E)													E																											

Messzeit	7	6⁴⁵	7	7	7	9	7	7³⁰	7	7¹⁵	6³⁰	7	7¹⁵	7	7	6³⁰	7	6⁴⁵	7	8	7	9	7	6³⁰	7	7¹⁵	6	6³⁰	7											
Zyklus-Tag	1	2	3	4	5	6	7	8	9	10	11	12	13	14	15	16	17	18	19	20	21	22	23	24	25	26	27	28	29	30	31	32	33	34	35	36	37	38	39	40
Alkohol?						Wein																																		
Party, spät ins Bett?					spät	Feier																																		
krank? Fieber?																																								
Stillen? voll / teil																																								
sonstige Vermerke															Mittelschmerz																									

46

Verhütung oder Kinderwunsch? Die kleine Fruchtbarkeits-Statistik:

Früheste erste höhere Messung (Eisprungzeit) in diesem Zyklus an Tag ⎡1⎤⎡7⎤

Früheste erste höhere Messung (Eisprungzeit) aller bisherigen Zyklen inkl. diesem Zyklus an Tag ⎡1⎤⎡7⎤

Minus 8 fruchtbare Tage = frühester als fruchtbar angenommener Tag bislang ⎡0⎤⎡9⎤

Tipp: Trage zusätzlich in der Zeile „Eisprung" deine von der Temperaturmessung unabhängige, gefühlte oder vermutete Eisprungzeit ein. Manche Frauen spüren ihre Eierstöcke zur Eisprungzeit (eigenartiges Ziehen bzw. Stechen rechts oder links unterhalb des Nabels). Auch der Scheidenschleim hat zur Eisprungzeit eine glasig-spinnbare, fast flüssige Konsistenz, ähnlich Eiklar.

Vielleicht fällt dir auch eine Veränderung deiner Brust auf, die du in der Zyklus-Kurve notieren möchtest.

Jeder Zyklus ist anders! Daher ist auch der Muster-Zyklus auf der linken Seite lediglich beispielhaft zu verstehen. Es wird einige Zyklen brauchen, bis du mit der Aufzeichnung deines eigenen, ganz persönlichen Zyklus wirklich gut vertraut bist. Du siehst beim Muster-Zyklus, dass die Temperatur an Tag 6 und 7 „ausgerissen" ist und daher eingeklammert, also nicht als echter Temperaturanstieg gewertet wurde. Grund für die erhöhte Temperaturlage waren spätes Zu-Bett-Gehen und der Konsum von Alkohol am Vorabend der beiden Messungen. Auch wurde erst um 9 Uhr gemessen.

Weiters siehst du, dass nach dem vermuteten, gefühlten Eisprung (E) an Tag 15 die Temperatur an Tag 17 (eingeringelt) deutlich, also um mehr als 2/10°C, angestiegen ist. Auch der Scheidenschleim zeigt, dass es sich hier um den Übergang von der fruchtbaren in die unfruchtbare Phase gehandelt hat: aus s = spinnbarer wurde k = klebriger Schleim an Tag 18.

Ab wann und für wie lange bist du unfruchtbar? Man geht davon aus, dass eine Frau ab dem Abend der dritten echten höheren Messung **nach** dem Eisprung inkl. Schleim-Höhepunkt bis zum Eintritt der nächsten Regel sicher unfruchtbar ist. Im Muster-Zyklus wäre das ab dem Abend des 19. Zyklustages bis zum 29. Zyklustag gewesen. Die weiterhin als unfruchtbar geltende Zeit wird bis zum Ende des 6. Tages des darauffolgenden neuen Zyklus (Zyklusbeginn: echter Temperatursturz nach echter Temperaturhochlage inkl. Einsetzen der echten Regelblutung) angenommen.

Wenn du mit deinem Zyklus schon sehr gut vertraut bist und dein Zyklus sehr regelmäßig ist, kannst du die vermutlich unfruchtbare Zeit **zu Beginn** eines Zyklus durch genaue Schleim-, Temperatur- und Eisprungsymptom-Beurteilung noch etwas weiter ausdehnen. **Vor** einem Eisprung besteht prinzipiell jedoch immer die Chance auf eine Empfängnis. Dies solltest du jedenfalls bedenken, wenn du ganz sicher verhüten möchtest, und im Zweifelsfall die sicher unfruchtbare Zeit der zweiten Zyklushälfte abwarten. Bedenke nämlich, dass die Spermien etliche Tage in deinem Körper überleben können und dass sich der Eisprung zumeist nicht ganz genau eingrenzen lässt. Einige Tage als zusätzlicher „Puffer" (Minus 8-Regel) sind also nötig, damit keine ungewollte Schwangerschaft eintritt. Die Verwendung eines Kondoms in der fruchtbaren Zeit ist zwar möglich, jedoch verlässt du dich dann auf die Sicherheit des verwendeten Präservativs, und nicht auf die Zyklus-Sicherheit deines Körpers. Ein Kondom kann außerdem einen zusätzlichen, aber leider nicht 100%igen Schutz vor Infektionskrankheiten bieten.

Übrigens: Früher haben manche Frauen nur die Temperatur gemessen und sich dann fallweise über eine versehentlich eingetretene Schwangerschaft gewundert. Heute wissen wir, dass die reine Temperatur-Beobachtung NICHT ausreicht, um sicher zu verhüten. Die Beobachtung des Scheidenschleims ist unbedingt erforderlich, um die unfruchtbare von der fruchtbaren Zeit genau unterscheiden zu können. Mit etwas Übung wirst du deinen Scheidenschleim schon sehr bald gut unterscheiden können, eventuell sogar am Duft, jedenfalls aber an seiner Spinnbarkeit (klebrig = wenig fruchtbar, spinnbar = sehr fruchtbar). Auch deinen Partner kannst du in die Geheimnisse des Scheidenschleims einweihen.

Temperatursturz = Regelbeginn: Im Muster-Zyklus tritt der Temperatursturz an Tag 30 auf, das heißt, die Regel setzt ein und somit beginnt ein neuer Zyklus. Der alte Zyklus hatte bei unserem Beispiel also 29 Tage, aber bei dir wird es vermutlich Zyklen geben, die deutlich kürzer oder länger sind als unser Muster-Zyklus. Beobachte dich und finde heraus, was sich wann bei dir ereignet und welchen Verlauf deine Zyklen haben.

Mein Zyklus Nummer: ____

Po ☐
Scheide ☐
Mund ☐
Ohr ☐

Zyklusbeginn (1. Tag der Periode) am: ____ . ____ . 20 ____   Thermometer: _____

Zyklus-Tag	1	2	3	4	5	6	7	8	9	10	11	12	13	14	15	16	17	18	19	20	21	22	23	24	25	26	27	28	29	30	31	32	33	34	35	36	37	38	39	40
Blutung																																								
Sex (X)																																								
Schleim f = feucht k = klebrig s = spinnbar																																								
Eisprung (E)																																								

Meine morgendliche Aufwachtemperatur

37,5
37,4
37,3
37,2
37,1
37,0
36,9
36,8
36,7
36,6
36,5
36,4
36,3
36,2
36,1

Messzeit																																								

Zyklus-Tag	1	2	3	4	5	6	7	8	9	10	11	12	13	14	15	16	17	18	19	20	21	22	23	24	25	26	27	28	29	30	31	32	33	34	35	36	37	38	39	40
Alkohol?																																								
Party, spät ins Bett?																																								
krank? Fieber?																																								
Stillen? voll / teil																																								
sonstige Vermerke																																								

Verhütung oder Kinderwunsch? Die kleine Fruchtbarkeits-Statistik:

Früheste erste höhere Messung (Eisprungzeit) in diesem Zyklus an Tag ☐ ☐

Früheste erste höhere Messung (Eisprungzeit) aller bisherigen Zyklen inkl. diesem Zyklus an Tag ☐ ☐

Minus 8 fruchtbare Tage = frühester als fruchtbar angenommener Tag bislang ☐ ☐

Tipp: Trage zusätzlich in der Zeile „Eisprung" deine von der Temperaturmessung unabhängige, gefühlte oder vermutete Eisprungzeit ein. Manche Frauen spüren ihre Eierstöcke zur Eisprungzeit (eigenartiges Ziehen bzw. Stechen rechts oder links unterhalb des Nabels). Auch der Scheidenschleim hat zur Eisprungzeit eine glasig-spinnbare, fast flüssige Konsistenz, ähnlich Eiklar.

Meine Monatshygiene-Produkte in diesem Zyklus:

Meine Schmerzen bzw. Schmerzmittel in diesem Zyklus:

Meine Erfahrungen mit der freien Menstruation in diesem Zyklus:

Mein Zyklus Nummer: ____

Po ☐
Scheide ☐
Mund ☐
Ohr ☐

Zyklusbeginn (1. Tag der Periode) am: ____ . ____ . 20 ____   Thermometer: _____

Zyklus-Tag	1	2	3	4	5	6	7	8	9	10	11	12	13	14	15	16	17	18	19	20	21	22	23	24	25	26	27	28	29	30	31	32	33	34	35	36	37	38	39	40
Blutung																																								
Sex (X)																																								
Schleim f = feucht k = klebrig s = spinnbar																																								
Eisprung (E)																																								

Meine morgendliche Aufwachtemperatur

37,5
37,4
37,3
37,2
37,1
37,0
36,9
36,8
36,7
36,6
36,5
36,4
36,3
36,2
36,1

Messzeit

Zyklus-Tag	1	2	3	4	5	6	7	8	9	10	11	12	13	14	15	16	17	18	19	20	21	22	23	24	25	26	27	28	29	30	31	32	33	34	35	36	37	38	39	40
Alkohol?																																								
Party, spät ins Bett?																																								
krank? Fieber?																																								
Stillen? voll / teil																																								
sonstige Vermerke																																								

Verhütung oder Kinderwunsch? Die kleine Fruchtbarkeits-Statistik:

Früheste erste höhere Messung (Eisprungzeit) in diesem Zyklus an Tag ▢ ▢

Früheste erste höhere Messung (Eisprungzeit) aller bisherigen Zyklen inkl. diesem Zyklus an Tag ▢ ▢

Minus 8 fruchtbare Tage = frühester als fruchtbar angenommener Tag bislang ▢ ▢

Tipp: Trage zusätzlich in der Zeile „Eisprung" deine von der Temperaturmessung unabhängige, gefühlte oder vermutete Eisprungzeit ein. Manche Frauen spüren ihre Eierstöcke zur Eisprungzeit (eigenartiges Ziehen bzw. Stechen rechts oder links unterhalb des Nabels). Auch der Scheidenschleim hat zur Eisprungzeit eine glasig-spinnbare, fast flüssige Konsistenz, ähnlich Eiklar.

Meine Monatshygiene-Produkte in diesem Zyklus:

Meine Schmerzen bzw. Schmerzmittel in diesem Zyklus:

Meine Erfahrungen mit der freien Menstruation in diesem Zyklus:

51

Mein Zyklus Nummer: ____

Po ☐
Scheide ☐
Mund ☐
Ohr ☐

Zyklusbeginn (1. Tag der Periode) am: ____ . ____ . 20 ____   Thermometer: _____

Zyklus-Tag	1	2	3	4	5	6	7	8	9	10	11	12	13	14	15	16	17	18	19	20	21	22	23	24	25	26	27	28	29	30	31	32	33	34	35	36	37	38	39	40
Blutung																																								
Sex (X)																																								
Schleim f = feucht k = klebrig s = spinnbar																																								
Eisprung (E)																																								

Meine morgendliche Aufwachtemperatur

37,5
37,4
37,3
37,2
37,1
37,0
36,9
36,8
36,7
36,6
36,5
36,4
36,3
36,2
36,1

Messzeit

Zyklus-Tag	1	2	3	4	5	6	7	8	9	10	11	12	13	14	15	16	17	18	19	20	21	22	23	24	25	26	27	28	29	30	31	32	33	34	35	36	37	38	39	40
Alkohol?																																								
Party, spät ins Bett?																																								
krank? Fieber?																																								
Stillen? voll / teil																																								
sonstige Vermerke																																								

Verhütung oder Kinderwunsch? Die kleine Fruchtbarkeits-Statistik:

Früheste erste höhere Messung (Eisprungzeit) in diesem Zyklus an Tag ☐ ☐

Früheste erste höhere Messung (Eisprungzeit) aller bisherigen Zyklen inkl. diesem Zyklus an Tag ☐ ☐

Minus 8 fruchtbare Tage = frühester als fruchtbar angenommener Tag bislang ☐ ☐

Tipp: Trage zusätzlich in der Zeile „Eisprung" deine von der Temperaturmessung unabhängige, gefühlte oder vermutete Eisprungzeit ein. Manche Frauen spüren ihre Eierstöcke zur Eisprungzeit (eigenartiges Ziehen bzw. Stechen rechts oder links unterhalb des Nabels). Auch der Scheidenschleim hat zur Eisprungzeit eine glasig-spinnbare, fast flüssige Konsistenz, ähnlich Eiklar.

Meine Monatshygiene-Produkte in diesem Zyklus:

Meine Schmerzen bzw. Schmerzmittel in diesem Zyklus:

Meine Erfahrungen mit der freien Menstruation in diesem Zyklus:

53

Mein Zyklus Nummer: ____

Po ☐
Scheide ☐
Mund ☐
Ohr ☐

Zyklusbeginn (1. Tag der Periode) am: ____ . ____ . 20 ____   Thermometer: _____

Zyklus-Tag	1	2	3	4	5	6	7	8	9	10	11	12	13	14	15	16	17	18	19	20	21	22	23	24	25	26	27	28	29	30	31	32	33	34	35	36	37	38	39	40
Blutung																																								
Sex (X)																																								
Schleim f = feucht k = klebrig s = spinnbar																																								
Eisprung (E)																																								

Meine morgendliche Aufwachtemperatur

37,5																																								
37,4																																								
37,3																																								
37,2																																								
37,1																																								
37,0																																								
36,9																																								
36,8																																								
36,7																																								
36,6																																								
36,5																																								
36,4																																								
36,3																																								
36,2																																								
36,1																																								

Messzeit																																								

Zyklus-Tag	1	2	3	4	5	6	7	8	9	10	11	12	13	14	15	16	17	18	19	20	21	22	23	24	25	26	27	28	29	30	31	32	33	34	35	36	37	38	39	40
Alkohol?																																								
Party, spät ins Bett?																																								
krank? Fieber?																																								
Stillen? voll / teil																																								
sonstige Vermerke																																								

Verhütung oder Kinderwunsch? Die kleine Fruchtbarkeits-Statistik:

Früheste erste höhere Messung (Eisprungzeit) in diesem Zyklus an Tag ☐ ☐

Früheste erste höhere Messung (Eisprungzeit) aller bisherigen Zyklen inkl. diesem Zyklus an Tag ☐ ☐

Minus 8 fruchtbare Tage = frühester als fruchtbar angenommener Tag bislang ☐ ☐

Tipp: Trage zusätzlich in der Zeile „Eisprung" deine von der Temperaturmessung unabhängige, gefühlte oder vermutete Eisprungzeit ein. Manche Frauen spüren ihre Eierstöcke zur Eisprungzeit (eigenartiges Ziehen bzw. Stechen rechts oder links unterhalb des Nabels). Auch der Scheidenschleim hat zur Eisprungzeit eine glasig-spinnbare, fast flüssige Konsistenz, ähnlich Eiklar.

Meine Monatshygiene-Produkte in diesem Zyklus:

Meine Schmerzen bzw. Schmerzmittel in diesem Zyklus:

Meine Erfahrungen mit der freien Menstruation in diesem Zyklus:

Mein Zyklus Nummer: ____

Po ☐
Scheide ☐
Mund ☐
Ohr ☐

Zyklusbeginn (1. Tag der Periode) am: ____ . ____ . 20 ____   Thermometer: _____

Zyklus-Tag	1	2	3	4	5	6	7	8	9	10	11	12	13	14	15	16	17	18	19	20	21	22	23	24	25	26	27	28	29	30	31	32	33	34	35	36	37	38	39	40
Blutung																																								
Sex (X)																																								
Schleim f = feucht k = klebrig s = spinnbar																																								
Eisprung (E)																																								

Meine morgendliche Aufwachtemperatur

37,5
37,4
37,3
37,2
37,1
37,0
36,9
36,8
36,7
36,6
36,5
36,4
36,3
36,2
36,1

Messzeit																																								

Zyklus-Tag	1	2	3	4	5	6	7	8	9	10	11	12	13	14	15	16	17	18	19	20	21	22	23	24	25	26	27	28	29	30	31	32	33	34	35	36	37	38	39	40
Alkohol?																																								
Party, spät ins Bett?																																								
krank? Fieber?																																								
Stillen? voll / teil																																								
sonstige Vermerke																																								

Verhütung oder Kinderwunsch? Die kleine Fruchtbarkeits-Statistik:

Früheste erste höhere Messung (Eisprungzeit) in diesem Zyklus an Tag ▢ ▢

Früheste erste höhere Messung (Eisprungzeit) aller bisherigen Zyklen inkl. diesem Zyklus an Tag ▢ ▢

Minus 8 fruchtbare Tage = frühester als fruchtbar angenommener Tag bislang ▢ ▢

Tipp: Trage zusätzlich in der Zeile „Eisprung" deine von der Temperaturmessung unabhängige, gefühlte oder vermutete Eisprungzeit ein. Manche Frauen spüren ihre Eierstöcke zur Eisprungzeit (eigenartiges Ziehen bzw. Stechen rechts oder links unterhalb des Nabels). Auch der Scheidenschleim hat zur Eisprungzeit eine glasig-spinnbare, fast flüssige Konsistenz, ähnlich Eiklar.

Meine Monatshygiene-Produkte in diesem Zyklus:

Meine Schmerzen bzw. Schmerzmittel in diesem Zyklus:

Meine Erfahrungen mit der freien Menstruation in diesem Zyklus:

Mein Zyklus Nummer: ____

Po ☐
Scheide ☐
Mund ☐
Ohr ☐

Zyklusbeginn (1. Tag der Periode) am: ____ . ____ . 20 ____   Thermometer: _____

Zyklus-Tag	1	2	3	4	5	6	7	8	9	10	11	12	13	14	15	16	17	18	19	20	21	22	23	24	25	26	27	28	29	30	31	32	33	34	35	36	37	38	39	40
Blutung																																								
Sex (X)																																								
Schleim f = feucht k = klebrig s = spinnbar																																								
Eisprung (E)																																								

Meine morgendliche Aufwachtemperatur

37,5
37,4
37,3
37,2
37,1
37,0
36,9
36,8
36,7
36,6
36,5
36,4
36,3
36,2
36,1

Messzeit

Zyklus-Tag	1	2	3	4	5	6	7	8	9	10	11	12	13	14	15	16	17	18	19	20	21	22	23	24	25	26	27	28	29	30	31	32	33	34	35	36	37	38	39	40
Alkohol?																																								
Party, spät ins Bett?																																								
krank? Fieber?																																								
Stillen? voll / teil																																								
sonstige Vermerke																																								

Verhütung oder Kinderwunsch? Die kleine Fruchtbarkeits-Statistik:

Früheste erste höhere Messung (Eisprungzeit) in diesem Zyklus an Tag ☐ ☐

Früheste erste höhere Messung (Eisprungzeit) aller bisherigen Zyklen inkl. diesem Zyklus an Tag ☐ ☐

Minus 8 fruchtbare Tage = frühester als fruchtbar angenommener Tag bislang ☐ ☐

Tipp: Trage zusätzlich in der Zeile „Eisprung" deine von der Temperaturmessung unabhängige, gefühlte oder vermutete Eisprungzeit ein. Manche Frauen spüren ihre Eierstöcke zur Eisprungzeit (eigenartiges Ziehen bzw. Stechen rechts oder links unterhalb des Nabels). Auch der Scheidenschleim hat zur Eisprungzeit eine glasig-spinnbare, fast flüssige Konsistenz, ähnlich Eiklar.

Meine Monatshygiene-Produkte in diesem Zyklus:

Meine Schmerzen bzw. Schmerzmittel in diesem Zyklus:

Meine Erfahrungen mit der freien Menstruation in diesem Zyklus:

Mein Zyklus Nummer: ____

Po ☐
Scheide ☐
Mund ☐
Ohr ☐

Zyklusbeginn (1. Tag der Periode) am: ____ . ____ . 20 ____   Thermometer: _____

Zyklus-Tag	1	2	3	4	5	6	7	8	9	10	11	12	13	14	15	16	17	18	19	20	21	22	23	24	25	26	27	28	29	30	31	32	33	34	35	36	37	38	39	40
Blutung																																								
Sex (X)																																								
Schleim f = feucht k = klebrig s = spinnbar																																								
Eisprung (E)																																								

Meine morgendliche Aufwachtemperatur

37,5	
37,4	
37,3	
37,2	
37,1	
37,0	
36,9	
36,8	
36,7	
36,6	
36,5	
36,4	
36,3	
36,2	
36,1	

Messzeit

Zyklus-Tag	1	2	3	4	5	6	7	8	9	10	11	12	13	14	15	16	17	18	19	20	21	22	23	24	25	26	27	28	29	30	31	32	33	34	35	36	37	38	39	40
Alkohol?																																								
Party, spät ins Bett?																																								
krank? Fieber?																																								
Stillen? voll / teil																																								
sonstige Vermerke																																								

Verhütung oder Kinderwunsch? Die kleine Fruchtbarkeits-Statistik:

Früheste erste höhere Messung (Eisprungzeit) in diesem Zyklus an Tag ▢ ▢

Früheste erste höhere Messung (Eisprungzeit) aller bisherigen Zyklen inkl. diesem Zyklus an Tag ▢ ▢

Minus 8 fruchtbare Tage = frühester als fruchtbar angenommener Tag bislang ▢ ▢

Tipp: Trage zusätzlich in der Zeile „Eisprung" deine von der Temperaturmessung unabhängige, gefühlte oder vermutete Eisprungzeit ein. Manche Frauen spüren ihre Eierstöcke zur Eisprungzeit (eigenartiges Ziehen bzw. Stechen rechts oder links unterhalb des Nabels). Auch der Scheidenschleim hat zur Eisprungzeit eine glasig-spinnbare, fast flüssige Konsistenz, ähnlich Eiklar.

Meine Monatshygiene-Produkte in diesem Zyklus:

Meine Schmerzen bzw. Schmerzmittel in diesem Zyklus:

Meine Erfahrungen mit der freien Menstruation in diesem Zyklus:

Mein Zyklus Nummer: ____

Po ☐
Scheide ☐
Mund ☐
Ohr ☐

Zyklusbeginn (1. Tag der Periode) am: ____ . ____ . 20 ____   Thermometer: _____

Zyklus-Tag	1	2	3	4	5	6	7	8	9	10	11	12	13	14	15	16	17	18	19	20	21	22	23	24	25	26	27	28	29	30	31	32	33	34	35	36	37	38	39	40
Blutung																																								
Sex (X)																																								
Schleim f = feucht k = klebrig s = spinnbar																																								
Eisprung (E)																																								

Meine morgendliche Aufwachtemperatur

	1	2	3	4	5	6	7	8	9	10	11	12	13	14	15	16	17	18	19	20	21	22	23	24	25	26	27	28	29	30	31	32	33	34	35	36	37	38	39	40
37,5																																								
37,4																																								
37,3																																								
37,2																																								
37,1																																								
37,0																																								
36,9																																								
36,8																																								
36,7																																								
36,6																																								
36,5																																								
36,4																																								
36,3																																								
36,2																																								
36,1																																								
Messzeit																																								

Zyklus-Tag	1	2	3	4	5	6	7	8	9	10	11	12	13	14	15	16	17	18	19	20	21	22	23	24	25	26	27	28	29	30	31	32	33	34	35	36	37	38	39	40
Alkohol?																																								
Party, spät ins Bett?																																								
krank? Fieber?																																								
Stillen? voll / teil																																								
sonstige Vermerke																																								

Verhütung oder Kinderwunsch? Die kleine Fruchtbarkeits-Statistik:

Früheste erste höhere Messung (Eisprungzeit) in diesem Zyklus an Tag ☐ ☐

Früheste erste höhere Messung (Eisprungzeit) aller bisherigen Zyklen inkl. diesem Zyklus an Tag ☐ ☐

Minus 8 fruchtbare Tage = frühester als fruchtbar angenommener Tag bislang ☐ ☐

Tipp: Trage zusätzlich in der Zeile „Eisprung" deine von der Temperaturmessung unabhängige, gefühlte oder vermutete Eisprungzeit ein. Manche Frauen spüren ihre Eierstöcke zur Eisprungzeit (eigenartiges Ziehen bzw. Stechen rechts oder links unterhalb des Nabels). Auch der Scheidenschleim hat zur Eisprungzeit eine glasig-spinnbare, fast flüssige Konsistenz, ähnlich Eiklar.

Meine Monatshygiene-Produkte in diesem Zyklus:

Meine Schmerzen bzw. Schmerzmittel in diesem Zyklus:

Meine Erfahrungen mit der freien Menstruation in diesem Zyklus:

63

Mein Zyklus Nummer: ___

Po ☐
Scheide ☐
Mund ☐
Ohr ☐

Zyklusbeginn (1. Tag der Periode) am: ___ . ___ . 20 ___   Thermometer: _____

Zyklus-Tag	1	2	3	4	5	6	7	8	9	10	11	12	13	14	15	16	17	18	19	20	21	22	23	24	25	26	27	28	29	30	31	32	33	34	35	36	37	38	39	40
Blutung																																								
Sex (X)																																								
Schleim f = feucht k = klebrig s = spinnbar																																								
Eisprung (E)																																								

Meine morgendliche Aufwachtemperatur

37,5	
37,4	
37,3	
37,2	
37,1	
37,0	
36,9	
36,8	
36,7	
36,6	
36,5	
36,4	
36,3	
36,2	
36,1	

Messzeit

Zyklus-Tag	1	2	3	4	5	6	7	8	9	10	11	12	13	14	15	16	17	18	19	20	21	22	23	24	25	26	27	28	29	30	31	32	33	34	35	36	37	38	39	40
Alkohol?																																								
Party, spät ins Bett?																																								
krank? Fieber?																																								
Stillen? voll / teil																																								
sonstige Vermerke																																								

Verhütung oder Kinderwunsch? Die kleine Fruchtbarkeits-Statistik:

Früheste erste höhere Messung (Eisprungzeit) in diesem Zyklus an Tag ☐ ☐

Früheste erste höhere Messung (Eisprungzeit) aller bisherigen Zyklen inkl. diesem Zyklus an Tag ☐ ☐

Minus 8 fruchtbare Tage = frühester als fruchtbar angenommener Tag bislang ☐ ☐

Tipp: Trage zusätzlich in der Zeile „Eisprung" deine von der Temperaturmessung unabhängige, gefühlte oder vermutete Eisprungzeit ein. Manche Frauen spüren ihre Eierstöcke zur Eisprungzeit (eigenartiges Ziehen bzw. Stechen rechts oder links unterhalb des Nabels). Auch der Scheidenschleim hat zur Eisprungzeit eine glasig-spinnbare, fast flüssige Konsistenz, ähnlich Eiklar.

Meine Monatshygiene-Produkte in diesem Zyklus:

Meine Schmerzen bzw. Schmerzmittel in diesem Zyklus:

Meine Erfahrungen mit der freien Menstruation in diesem Zyklus:

Mein Zyklus Nummer: ____

Po ☐
Scheide ☐
Mund ☐
Ohr ☐

Zyklusbeginn (1. Tag der Periode) am: ____ . ____ . 20 ____   Thermometer: _____

Zyklus-Tag	1	2	3	4	5	6	7	8	9	10	11	12	13	14	15	16	17	18	19	20	21	22	23	24	25	26	27	28	29	30	31	32	33	34	35	36	37	38	39	40
Blutung																																								
Sex (X)																																								
Schleim f = feucht k = klebrig s = spinnbar																																								
Eisprung (E)																																								

Meine morgendliche Aufwachtemperatur

- 37,5
- 37,4
- 37,3
- 37,2
- 37,1
- **37,0**
- 36,9
- 36,8
- 36,7
- 36,6
- 36,5
- 36,4
- 36,3
- 36,2
- 36,1

Messzeit

Zyklus-Tag	1	2	3	4	5	6	7	8	9	10	11	12	13	14	15	16	17	18	19	20	21	22	23	24	25	26	27	28	29	30	31	32	33	34	35	36	37	38	39	40
Alkohol?																																								
Party, spät ins Bett?																																								
krank? Fieber?																																								
Stillen? voll / teil																																								
sonstige Vermerke																																								

66

Verhütung oder Kinderwunsch? Die kleine Fruchtbarkeits-Statistik:

Früheste erste höhere Messung (Eisprungzeit) in diesem Zyklus an Tag ☐ ☐

Früheste erste höhere Messung (Eisprungzeit) aller bisherigen Zyklen inkl. diesem Zyklus an Tag ☐ ☐

Minus 8 fruchtbare Tage = frühester als fruchtbar angenommener Tag bislang ☐ ☐

Tipp: Trage zusätzlich in der Zeile „Eisprung" deine von der Temperaturmessung unabhängige, gefühlte oder vermutete Eisprungzeit ein. Manche Frauen spüren ihre Eierstöcke zur Eisprungzeit (eigenartiges Ziehen bzw. Stechen rechts oder links unterhalb des Nabels). Auch der Scheidenschleim hat zur Eisprungzeit eine glasig-spinnbare, fast flüssige Konsistenz, ähnlich Eiklar.

Meine Monatshygiene-Produkte in diesem Zyklus:

Meine Schmerzen bzw. Schmerzmittel in diesem Zyklus:

Meine Erfahrungen mit der freien Menstruation in diesem Zyklus:

Mein Zyklus Nummer: _____

Po ☐
Scheide ☐
Mund ☐
Ohr ☐

Zyklusbeginn (1. Tag der Periode) am: _____ . _____ . 20 _____   Thermometer: _____

Zyklus-Tag	1	2	3	4	5	6	7	8	9	10	11	12	13	14	15	16	17	18	19	20	21	22	23	24	25	26	27	28	29	30	31	32	33	34	35	36	37	38	39	40
Blutung																																								
Sex (X)																																								
Schleim f = feucht k = klebrig s = spinnbar																																								
Eisprung (E)																																								

Meine morgendliche Aufwachtemperatur

37,5
37,4
37,3
37,2
37,1
37,0
36,9
36,8
36,7
36,6
36,5
36,4
36,3
36,2
36,1

Messzeit

Zyklus-Tag	1	2	3	4	5	6	7	8	9	10	11	12	13	14	15	16	17	18	19	20	21	22	23	24	25	26	27	28	29	30	31	32	33	34	35	36	37	38	39	40
Alkohol?																																								
Party, spät ins Bett?																																								
krank? Fieber?																																								
Stillen? voll / teil																																								
sonstige Vermerke																																								

Verhütung oder Kinderwunsch? Die kleine Fruchtbarkeits-Statistik:

Früheste erste höhere Messung (Eisprungzeit) in diesem Zyklus an Tag ☐ ☐

Früheste erste höhere Messung (Eisprungzeit) aller bisherigen Zyklen inkl. diesem Zyklus an Tag ☐ ☐

Minus 8 fruchtbare Tage = frühester als fruchtbar angenommener Tag bislang ☐ ☐

Tipp: Trage zusätzlich in der Zeile „Eisprung" deine von der Temperaturmessung unabhängige, gefühlte oder vermutete Eisprungzeit ein. Manche Frauen spüren ihre Eierstöcke zur Eisprungzeit (eigenartiges Ziehen bzw. Stechen rechts oder links unterhalb des Nabels). Auch der Scheidenschleim hat zur Eisprungzeit eine glasig-spinnbare, fast flüssige Konsistenz, ähnlich Eiklar.

Meine Monatshygiene-Produkte in diesem Zyklus:

Meine Schmerzen bzw. Schmerzmittel in diesem Zyklus:

Meine Erfahrungen mit der freien Menstruation in diesem Zyklus:

Mein Zyklus Nummer: _____

Zyklusbeginn (1. Tag der Periode) am: _____ . _____ . 20 _____   Thermometer: _____

Zyklus-Tag	1	2	3	4	5	6	7	8	9	10	11	12	13	14	15	16	17	18	19	20	21	22	23	24	25	26	27	28	29	30	31	32	33	34	35	36	37	38	39	40
Blutung																																								
Sex (X)																																								
Schleim f = feucht k = klebrig s = spinnbar																																								
Eisprung (E)																																								

Meine morgendliche Aufwachtemperatur

	37,5
	37,4
	37,3
	37,2
	37,1
	37,0
	36,9
	36,8
	36,7
	36,6
	36,5
	36,4
	36,3
	36,2
	36,1

Messzeit																																								

Zyklus-Tag	1	2	3	4	5	6	7	8	9	10	11	12	13	14	15	16	17	18	19	20	21	22	23	24	25	26	27	28	29	30	31	32	33	34	35	36	37	38	39	40
Alkohol?																																								
Party, spät ins Bett?																																								
krank? Fieber?																																								
Stillen? voll / teil																																								
sonstige Vermerke																																								

Verhütung oder Kinderwunsch? Die kleine Fruchtbarkeits-Statistik:

Früheste erste höhere Messung (Eisprungzeit) in diesem Zyklus an Tag ☐ ☐

Früheste erste höhere Messung (Eisprungzeit) aller bisherigen Zyklen inkl. diesem Zyklus an Tag ☐ ☐

Minus 8 fruchtbare Tage = frühester als fruchtbar angenommener Tag bislang ☐ ☐

Tipp: Trage zusätzlich in der Zeile „Eisprung" deine von der Temperaturmessung unabhängige, gefühlte oder vermutete Eisprungzeit ein. Manche Frauen spüren ihre Eierstöcke zur Eisprungzeit (eigenartiges Ziehen bzw. Stechen rechts oder links unterhalb des Nabels). Auch der Scheidenschleim hat zur Eisprungzeit eine glasig-spinnbare, fast flüssige Konsistenz, ähnlich Eiklar.

Meine Monatshygiene-Produkte in diesem Zyklus:

Meine Schmerzen bzw. Schmerzmittel in diesem Zyklus:

Meine Erfahrungen mit der freien Menstruation in diesem Zyklus:

Was hat die Lektüre
dieses Buches bewirkt?

Weitere Titel von Caroline Oblasser

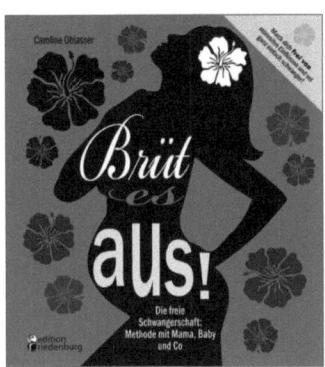

Brüt es aus!

Die freie Schwangerschaft.
Methode mit Mama, Baby und Co

Für eine besonders aufregende
Zeit, die andererseits auch ganz
normal ist.

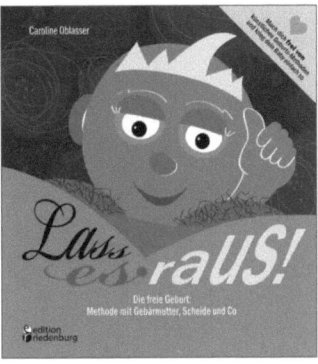

Lass es raus!

Die freie Geburt: Methode mit
Gebärmutter, Scheide und Co

Zur wirkungsvollen Einstimmung
auf das selbstbestimmte Gebären
aus eigener Kraft.

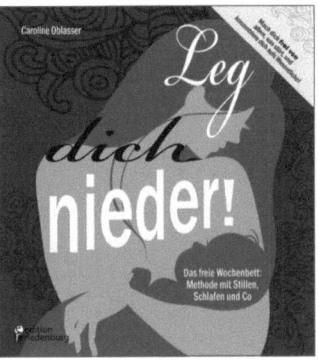

Leg dich nieder!

Das freie Wochenbett: Methode
mit Stillen, Schlafen und Co

Was kommt wirklich nach der
Geburt? Für die ersten echten
Mama- und Baby-Wochen.

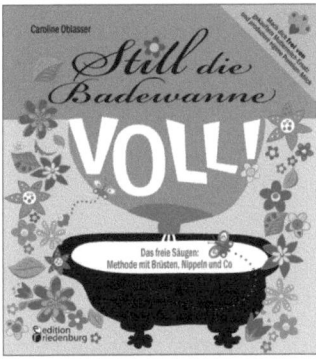

Still die Badewanne voll!

Das freie Säugen: Methode mit
Brüsten, Nippeln und Co

Das humorvolle Stillbuch.
Mit speziellen Tipps bei
schmerzhaftem Anfangsstillen.

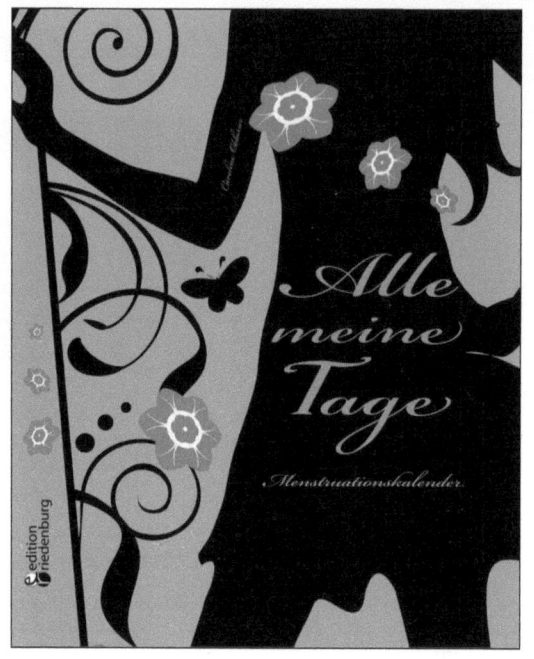

Alle meine Tage

Menstruationskalender mit 50 freien Zyklusblättern
für die Selbstbeobachtung • mit Muster-Zyklus
und Kurz-Erklärung zur Natürlichen Verhütung bzw.
Familienplanung (NFP, NER).

Dies alles und noch viel mehr
findest du bei editionriedenburg.at
und im Buchhandel.